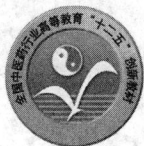

全国中医药行业高等教育"十二五"创新教材

药理学与中药药理学实验教程

（供中药学、药学、制药工程、中医学、中西医临床医学、
护理学等专业用）

主　编　黄勇其

编　委　（以姓氏笔画为序）

万　亿　邓　颖　刘　明

李亚烽　陈　帅　耿晓照

钱海兵　黄　聪　曾万玲

主　审　邓　炜

中国中医药出版社
·北　京·

图书在版编目（CIP）数据

药理学与中药药理学实验教程/黄勇其主编 . —北京：中国中医药
出版社，2014.8（2019.7重印）

全国中医药行业高等教育"十二五"创新教材
ISBN 978 – 7 – 5132 – 1924 – 2

Ⅰ. ①药… Ⅱ. ①黄… Ⅲ. ①药理学 – 中医学院 – 教材②中药
学 – 药理学 – 中医学院 – 教材 Ⅳ. ① R96②285

中国版本图书馆 CIP 数据核字（2014）第 109206 号

中 国 中 医 药 出 版 社 出 版
北京经济技术开发区科创十三街31号院二区8号楼
邮政编码 100176
传真 01064405750
赵县文教彩印厂印刷
各地新华书店经销

＊

开本 787×1092 1/16 印张 6.5 字数 145千字
2014 年 8 月第 1 版 2019 年 7 月第 4 次印刷
书 号 ISBN 978 – 7 – 5132 – 1924 – 2

＊

定价 20.00 元
网址 www.cptcm.com

编写说明

为了更加适应当前高等中医药院校本科教育的改革和发展，加快教材建设与改革的步伐，最大限度地满足中医药院校医药各专业"药理学""中药药理学"课程实验教学需要，并切实地与中医药类专业使用的普通高等教育"十二五"规划教材配套，贵阳中医学院药理教研室组织编写了《药理学与中药药理学实验教程》一书，以供中医药院校本科生"药理学""中药药理学"实验教学使用。

本书编写宗旨是：立足改革，更新观念，特色鲜明，注重实用，切实可行。在本科实验教学条件下，精心设计了不同层次的"药理学""中药药理学"实验内容，充分体现对本科生知识、能力和素质的培养，并尽量体现现代医药和中医药科技水平。全书共分九章，第一章至第五章系统介绍实验基本知识、实验药物和实验动物的相关知识及动物实验基本技能，着重提高学生在药理学、中药药理学实验准备方面的综合能力；第六章系统简介药物的毒性及安全性试验的要求和方法，着重介绍急性毒性试验和长期毒性试验；第七章和第八章分别为药理学、中药药理学各论的基础实验和综合性实验，在实验项目的选择上，考虑了教学大纲的要求和各章节的重点，同时又兼顾作为本科学生实验需具有的可操作性、结果明显性和可重复性等特点，力求简便、实用，不求全而突出重点，实验方法包括整体动物实验和离体器官实验；第九章是设计性实验，着重介绍了药理学、中药药理学实验设计的基本思路和方法，并设中药药理学实验设计项目的参考选题，供学生在老师指导下完成实验的设计和实施，意在开启学生科研思路和激发学生的学习兴趣，培养学生的创新精神和实践能力。

实验教学的改革和创新是需要在教学实践中不断探索而完善的。由于编者水平有限，编写时间仓促，错误、疏漏和其他不足之处在所难免，敬请广大师生提出宝贵意见，以便再版时修订提高。

《药理学与中药药理学实验教程》编委会
2014 年 1 月

目　录

总　论

各　论

总 论

第一章 药理学实验基础知识

第一节 药理实验课的学习目的和要求

一、药理实验课的目的

药理学是研究药物与机体（包括病原体）相互作用及其规律的一门学科。药理学在一定意义上，既是理论性的学科，也是实验性的学科，因为它是以药理实验为研究方法来探讨药物作用及机制的。

学习药理学实验的目的在于通过实验，加深学生对药理学基础理论知识的理解和掌握，初步掌握药理学实验的基本操作技术，增强动手实践的能力，了解获得药理知识的科学途径，为今后科学研究打下初步基础。学生通过药理学的常规实验，帮助验证和巩固所学的基本理论和知识，掌握药理学入门的经典实验方法与操作技术；通过一些综合性的实验，了解学科交叉融合，新技术、新方法的应用；通过药理学设计性实验，培养学生的创新意识、创新能力和科学的思维方法。

二、药理实验课的学习要求

（一）实验前

1. 认真阅读实验指导，做到对本次实验的目的、要求、原理和方法心中有数。
2. 结合实验内容复习相关的医学基础知识，如：生理学、生物化学、免疫学等。

（二）实验中

1. 认真听取指导教师的讲解和示范操作，特别注意教师强调的关键步骤和注意事项，实验操作应做到一丝不苟，因为任何疏忽都可能导致实验失败。

2. 仔细、耐心地观察实验现象，如实进行记录，这是撰写实验报告的基本素材。

3. 爱护实验动物，不要肆意虐待动物。

4. 爱护实验器材，对贵重仪器，一定要熟悉仪器性能和操作方法后才操作。注意节约实验药品和耗材。

5. 实验组成员应进行合理的分工，发挥协作精神，轮流承担手术和仪器操作工作，以保证按时圆满地完成实验课的学习任务。

（三）实验后

1. 实验结束应清理、洗净、擦干所用手术器械，如有损坏或丢失，应立即报告指导教师。

2. 妥善处理动物和标本，并将其送到指定地点。

3. 做好实验室清洁卫生。

4. 整理实验记录，认真撰写实验报告。

第二节　药理实验设计的基本原则

药理实验目的是通过动物实验来认识药物作用的特点及规律，要取得精确可靠的实验结论，必须进行实验设计，它是保障实验实施的依据。药理实验设计主要原则有三点，即：重复、对照、随机。

一、重复

重复的含义有两个：

1. 实验结果的重现率，即在同样条件下能复制出相同结果。实验结果重现率越高，实验的可信度就越好。如果重现率在95%以上，可认为实验相当可靠，研究对象有显著意义，常用几率"$P < 0.05$"来表示，意即：不能重现的可能性小于5%。

2. 实验结果的重复性，即实验结果应该来自足够大的样本，才能避免个体差异和实验误差，样本数越大，结论就越可靠。但样本数太大，实验成本又会增加，且不符合动物实验伦理道德的"3R"（Reduce、Replace、Refine）原则。为了作出正确的结论，根据实验设计中的重复原则，对各类动物的重复数，提出一个大体范围，以供实验设计时参考。一般情况下动物实验选取的重复例数，小动物（小鼠、蛙）每组10~30只；中等动物（大鼠、豚鼠、兔）每组6~20只，大动物（犬、猫）每组4~10只。

二、对照

对照是比较的基础，设对照的目的是为了消除各种无关因素的影响，如实验方法、实验动物、实验仪器、实验环境、实验时间等。对照应符合"齐同可比"的原则，除了所研究的因素（药物）外，其他条件各组也应一律"齐同"。如动物的性别、年龄和体重，也应基本一致，只有这样才能具备"可比性"，所以实验设计必须设立对照组。对照可采用：

（一）自身对照

自身对照即在同一个体或标本观察用药前后某一指标的变化。

（二）组间对照

组间对照系在实验中设多个组，在组间进行平行比较。这种对照用得较多，主要可分为以下两种类型：

1. 阴性对照

（1）空白对照：以不给予任何处理的正常动物作对照。

（2）假处理对照：除不用被研究的药物外，对照组的动物要经受同样的处理，如麻醉、手术操作、给予不含药物的溶媒等。这种对照的可比性好，较常用。

2. 阳性对照

（1）标准品对照：即以典型药物或标准品作为对照，以便评定实验的可信性或测定药物的作用强度。

（2）弱阳性对照：以药效确切的老药作为对照。若受试药物优于老药（有显著意义），则可肯定新药的价值。

三、随机

随机就是使每一个体在实验中都有同等的机会，随机遇而分组或接受处理。随机可减少许多难以控制的干扰因素的影响，消除偏差，而且不受实验者主观因素或其他偏性误差的影响。例如在动物分组时，先抓到的是不活泼者，后抓到的是活泼者，前者分入对照组，后者分入实验组，这样得出的结果、结论是不可靠的。实验中一切可能影响实验结果的非研究因素都应随机处理，如动物分组、给药、检测、检查等。随机分组的方法很多，如原始的抽签法、投硬币和目前最常用的随机数目表法等都能减少实验者主观因素及其他因素。下面介绍两种随机方法：

（一）单纯随机

单纯随机又称"完全随机"。每碰到一例，由实验者代表抽取卡片（或翻书页数），按卡片上的数字（或书页中两位数的末二位数除以2）作为随机数字。单数者为A组；双数者为B组。或末位数为1、2、3者为A组；4、5、6者为B组；7、8、9者为C组；0者不计，另抽卡片（或翻页）。这种方法单纯随机，简便易行，但不能保证老幼、雌雄在各组中构成的比例基本相同。

（二）均衡随机

均衡随机又称"分层随机"。对重要因素进行均衡，使各组基本一致；对次要因素则按随机处理。例如小鼠的体重及性别进行均衡，先按雌雄分层放置 2 笼，再按体重分成"雌重、雌轻、雄重、雄轻"4 层，每层小鼠再按随机法分到 A、B、C 3 组，此时的各组中的雌雄轻重均基本一致，而其他因素则得到随机处理，使控制因素得到均衡化。

第三节　药理实验结果的记录和处理

在药理实验过程中，要仔细耐心地观察实验的变化，并及时地、客观地记录有关实验数据，记录时应做到具体、清楚、客观、完整。实验结果是实验过程中的真实记录，不能按主观想象进行描述，也不能在实验后再根据回忆追记。

一、实验记录内容

实验原始记录一般应包括：

1. 实验时间、地点、温度、湿度等。

2. 实验动物的种类、性别、体重范围、标记编号、分组。

3. 实验药物的名称、来源、种类、批号、剂型、浓度、剂量、给药途径、给药方法。

4. 观察指标的变化、实验进程、实验步骤及方法的详细记录和原始记录描记图纸的收集保存。结果可用文字描述，也可用表格、图表形式记录。

例如：热板法镇痛实验结果，以表格的形式记录见表 1-1。

表 1-1　××药物对××动物的镇痛作用

组别	动物数（只）	给药剂量（mg/kg）	给药前痛阈值（s）	给药后不同时间痛阈值（s）及痛阈提高率（%）					
				15 min	%	30min	%	45 min	%
对照组									
给药组									

二、实验数据的处理

一般学生实验以小组进行，如果各小组实验标本量不够大，实验结果可以实验室为单位进行综合处理、统计及分析。实验结果常用的表达形式有两种：

（一）统计表

统计表的绘制见表 1-2，具体要求有：

1. 表格应有准确表达实验内容的标题，即标题要有自明性。

2. 表格采取三线表的格式，表格中不能出现纵向线，或可将纵向线隐藏；横线仅有三条明线的两行结构，如有多行数据，可将第二行以后的多行横线隐藏。

3. 表格首行按照组别、动物数、剂量、观测指标等的顺序从左向右填写；实验结果均填入第二行中。

4. 数据包括实测值和/或统计数据，为了便于对实验结果分析，一般采用均数±标准差（$\bar{x} \pm s$）的形式表达实验结果，再根据相关统计学方法进行有效性的检验（统计方法参见相关医学统计学教材）。

5. 在表下面可对表中内容以"注"的形式作必要的说明。

表1-2　某药物对某种动物的影响　　　　　　　　　　　　　　　　（$\bar{x} \pm s$）

组别	动物数	剂量	观测指标1	观测指标……

注：×××

（二）统计图

1. 可以用曲线图、柱形图、折线图、散点图等形式表示，选用哪种图形，可根据实验数据的类型确定。

2. 图同样要有准确表达实验内容的标题，即标题自明，但标题常常放在图的下方。

3. 一般以实验观测指标为纵坐标，以时间或给药剂量等为横坐标来作图，如肌肉收缩曲线、呼吸曲线等，并在坐标轴上加以标记剂量、时间单位等，见图1-1。

4. 图下面也可以"注"的形式作必要的说明。

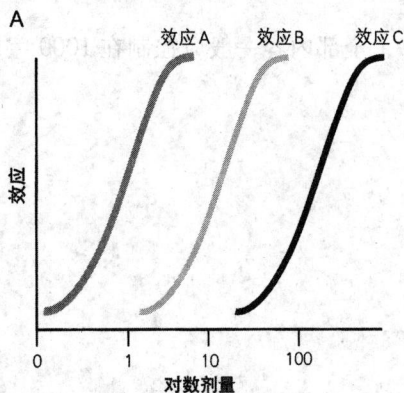

注：×××

图1-1　某三种药物对某种动物的效应曲线

第四节　药理实验报告的撰写和要求

实验报告是学生完成一次实验后，对实验工作给予简单扼要的文字小结，通过药理实验报告的撰写，学习学术论文的基本结构和绘图、制表的方法，为以后撰写学术论文打下基础。撰写实验报告时要强调学生独立思考和进行创造性的理论思维训练，切忌互相抄袭和盲目引用书本既定结论。

实验报告包括项目和要求大致如下：

实验题目：立题清楚，一般与实验指导一致。

日期及温度、湿度：指进行实验时的日期（年、月、日），实验室内的温度和湿度。

实验者姓名等：指实验时，实验者的姓名、专业、年级、班组（或第几实验室）、学号。

实验目的及原理：要求尽可能简明扼要，一般与实验指导一致。

实验动物：交代选用动物的名称、种属、年龄、性别、体重、一般状态。

器材和药品：一般与实验指导一致，如仪器、方法与实验指导有变，应作说明。

操作步骤：简要写明主要实验方法、实验步骤、观察指标的内容和实验数据的采集方法。交代要简明、扼要、清晰、条块状。

观察项目和实验结果：如实记录实验观察所见，经整理、统计后可用表格表达或作图描述，以使结果更加直观、醒目，表格形式可以根据实验目的设计（见本章第三节所述）。

讨论：这是实验报告的核心内容，对实验结果的分析与讨论，重点应落在结合实验结果和现象进行讨论，要以专业的理论知识来分析、解释，说明实验结果。

结论：实验结论是从实验结果中归纳出的一般的概括性判断，结论应回答实验提出的主要问题，同时应注意简短，并符合逻辑。但有的实验结果不能明确地推导出某种理论性结论，也可以不写结论。

实验报告内容力求简练，全部内容一般应控制在 1000 字左右。

第二章　药理实验药物的相关知识

第一节　实验药物的制备

这里主要讲中药化学部位（成分）的提取制备。

中药所含化学成分复杂，用不同提取方法制备的实验药物样品所含有效成分是不同的。样品制备总的原则是最大限度提取或保留中药活性成分，以便能客观、准确表现相应的药理作用。

一、粗提物的提取制备方法

提取是通过适当的方法，将所需中药的有效成分尽可能完全地分离出来。常用的提取方法为溶剂提取法，包括浸渍法、渗漉法、煎煮法、回流提取法、连续提取法等。有效成分提取受许多因素的影响，如药材的粉碎度、溶剂极性、溶剂用量、提取温度、提取时间及提取次数等因素均会影响提取效率。常用的溶剂为水和乙醇等。

（一）浸渍法

浸渍法是将适当处理过的中药材粗粉或饮片，用适当的溶剂在常温或温热（60℃～80℃）的条件下浸渍以溶出其中成分。操作时将中药材粗粉或饮片置于容器中，加入适当溶剂（如一定浓度的乙醇、酸性醇等），密闭，时常振摇或搅拌，浸渍 1～2 天后过滤。一般可重复提取 2～3 次，合并浸渍液，回收溶剂，水浴上浓缩至 1～2g（生药）/mL 浓度的药液备用。

（二）渗漉法

渗漉法是将药材粗粉置渗漉筒内，使溶剂自上而下匀速流动，达到渗透浸取中药成分的一种浸出法。常用溶剂有某一浓度的乙醇、酸性乙醇、碱性乙醇等。操作步骤为浸润、装筒、排气、浸渍和渗漉，一般流速以 2～5mL/min 为宜。通常收集渗漉液为药材重量的 8～10 倍，回收乙醇，水浴上浓缩至 1～2g（生药）/mL 的药液备用。

（三）煎煮法

煎煮法是将中药材饮片加水煮沸，从而将中药成分提取出来的方法。操作时将中药材饮片置煎煮容器内，加相当于药材量5~8倍的冷水浸泡2~4小时，煮沸30分钟，滤过；药渣再加3~6倍量水继续煎煮，煮沸15~20分钟，滤过，再重复2~3次。合并多次煎出液，水浴上浓缩至1~2g（生药）/mL的药液备用。

如果煎液太浓（杂质多），则可用终浓度为65%左右的乙醇沉淀，取上清液回收乙醇，水浴上浓缩至1~2g（生药）/mL的药液备用。

该提取方法较符合临床中药的用法。

（四）回流提取法

回流提取法是用有机溶剂（常用75%左右的乙醇），通过回流加热装置将中药材中有效成分提取出来的方法。将药材粗粉置于圆底烧瓶中，加入相当于药材量5~8倍的乙醇浸泡2~4小时，然后加热回流1~2小时，趁热滤取提取液，药渣再回流2~3次，合并滤液，回收乙醇，水浴上浓缩至1~2g（生药）/mL的药液备用。

（五）连续提取法（索氏提取法）

利用溶剂回流和虹吸原理，使固体物质每一次都能为纯的溶剂所提取，所以提取效率较高。提取前应先将中药材研磨细，以增加液体浸溶的面积，然后将中药材粉放在滤纸套内，放置于索氏提取器的提取室中。当溶剂加热沸腾后，蒸汽通过导气管上升，被冷凝为液体滴入提取器中。当液面超过虹吸管最高处时，即发生虹吸现象，溶液回流入烧瓶，利用溶剂回流和虹吸作用连续提取，使中药材中的可溶物富集到烧瓶内。将提取液回收溶剂，水浴上浓缩至1~2g（生药）/mL的药液备用。

二、各类化学部位的提取

（一）总生物碱的提取

1. 酸水提取法　具有弱碱性的生物碱在植物体内以盐或游离碱的形式存在，一般不溶于亲脂性有机溶剂，用酸水提取可使生物碱以盐的形式被提出。方法为将中药粉末或饮片用0.5%~1%的乙酸、硫酸、盐酸或酒石酸等为溶剂，采用浸渍法、渗漉法提取。如要得到较纯的总碱，可通过下列方法纯化和收集：

（1）离子交换法：提取液通过强酸型（氢型）阳离子交换树脂柱，则生物碱盐阳离子交换在树脂上而与非生物碱类化合物分离。对于亲脂性生物碱可采用氨液碱化树脂，则生物碱从交换树脂上以游离碱的形式游离出来，树脂晾干后，再用亲脂性有机溶剂提取即得总生物碱；对于水溶性生物碱也可直接用碱水洗脱得游离碱。

（2）萃取法：将酸水提取液用碱液（常用氨水、石灰乳或石灰水等）碱化，使生物碱盐转变成游离碱，若沉淀，过滤即得总生物碱；若不沉淀，以适当有机溶剂萃取，回收溶剂，即得总生物碱。

2. 醇类溶剂提取法　甲醇和乙醇都是极性较大的溶剂，分子较小，易渗入到植物组织细胞内，游离生物碱及其盐类一般都溶于甲醇和乙醇中，但由于甲醇毒性大，成本高，一般多用乙醇。用乙醇提取时一般采用浸渍法、渗漉法和加热提取法，具体方法是乙醇提取液回收乙醇后加稀酸水搅拌放置，滤过，溶液调成碱性后以适当的亲脂性有机溶剂萃取，回收溶剂即得含总生物碱的浸膏。

3. 有机溶剂提取法　将中药材粉末用石灰乳、碳酸溶液或稀氨水等碱性溶液湿润，使所含生物碱游离，然后用三氯甲烷、乙醚、甲苯等有机溶剂按浸渍法或回流提取法提出总生物碱。

（二）总黄酮类的提取

黄酮类化合物在植物体内以苷或苷元的形式存在。在大多数情况下，用乙醇为溶剂可将苷或苷元提取出来。常用的制备方法有溶剂法、碱溶解酸沉淀法及聚酰胺吸附法。

1. 溶剂提取法　常用水、乙醇为溶剂，加热提取。提取液减压回收乙醇，浓缩后先后用乙醚、乙酸乙酯萃取。乙醚液中可能得到苷元，乙酸乙酯液中可能得到黄酮苷或极性较大的苷元。

2. 碱溶解酸沉淀法　黄酮类化合物分子中一般含有较多酚羟基，呈弱酸性，故易溶于碱水而难溶于酸水中。利用此性质可采用碳酸钠、稀氢氧化钠或饱和石灰水溶液加热提取。所得碱水提取液加盐酸等调节 pH 呈酸性后，滤取析出的沉淀，或用三氯甲烷、乙酸乙酯等溶剂萃取即可得到总黄酮。

3. 聚酰胺吸附法　聚酰胺分子中含有很多酰胺键，可与酚类、醌类、硝基化合物等形成氢键。利用该性质，先将提取得到的黄酮类化合物吸附在聚酰胺上，用洗脱力较小的水洗去糖等水溶性杂质，再用洗脱力较大的乙醇等将黄酮类化合物洗脱下来。

（三）挥发油的提取

挥发油具有挥发性且脂溶性大，能溶于石油醚、乙醚等低极性有机溶剂中，可利用此性质进行挥发油的提取。

1. 水蒸气蒸馏法　将中药粗粉或饮片加水润湿浸泡后通入热水蒸气加热药材，使其中的挥发油与水蒸气一起挥发，经冷凝后馏出，收集馏出液，馏出液水油共存，形成乳浊液，可采用盐析法促使挥发油自水中析出，然后用低沸点有机溶剂，如乙醚、石油醚（30℃～60℃）萃取得挥发油。

2. 溶剂提取法　利用低沸点的有机溶剂，如乙醚、石油醚（30℃～60℃）等连续回流提取或冷浸提取，提取液在低温下回收溶剂，可得粗挥发油。

（四）多糖类的提取

多糖可用热水提取。根据多糖性质的不同，有的也可用稀醇、稀碱、稀酸溶液或二甲基亚砜提取。多糖常与其他成分共存于中药材中，可利用多糖不溶于乙醇、甲醇或丙酮等的性质，在提取液中加乙醇、甲醇或丙酮使多糖从提取液中沉淀出来，达到初步纯化的目的，必要时再将此粗多糖采用透析法、葡聚糖凝胶过滤法等进行精制。

第二节　供试药液的配制方法

1. 水溶液　以蒸馏水或生理盐水为溶媒配制而成的溶液制剂叫水溶液。配制方法为，试剂或供试样品加入适量蒸馏水或生理盐水溶解（稀释），定容即可。如25%乌来糖的配制：称取乌来糖25g，加入适量生理盐水溶解，定容至100mL，即得浓度为25%的乌来糖溶液。

2. 混悬液　对于极性居中，在水中与油中均不溶解的成分，可配制成混悬液。配制时为保证样品的均匀性，可加入助悬剂，实验室常用的助悬剂为羧甲基纤维素钠（CMC - Na）、黄芪胶、吐温等。配制举例如下，首先需配制0.5%羧甲基纤维素钠（CMC - Na）：称取5g CMC - Na，加少量蒸馏水先润湿膨化调成糊状，再加入蒸馏水至1000mL，加热煮沸，不断搅拌至完全溶解，放冷即得；再进行药物混悬剂配制，例如将某中成药胶囊（每粒装0.35g）配制成混悬液：称取胶囊内容物14g，置研钵中研细，然后加入适量0.5% CMC - Na研匀，转移至量筒中，定容至100mL，即配制成终浓度为0.14g/mL的该胶囊内容物混悬液。

3. 乳剂　对于与水不相溶的液体，可配制成以小液滴形式均匀分散在水中的乳剂，更易于吸收。常用的配制方法为，将脂溶性成分置乳钵中，加入适量乳化剂（吐温 - 80、豆磷脂等）研磨，然后缓慢滴加入蒸馏水，继续研磨至形成分散均匀的乳剂。如脂肪乳的配制：取猪油20g置烧杯中，在电炉上加热融化，加入10g胆固醇，溶化，再加入2g胆酸钠和1g甲基硫氧嘧啶，充分搅匀，然后放入适量吐温 - 80（10~20mL）、丙二醇（10~20mL）研磨，缓慢滴入蒸馏水（30mL）继续不断研磨，待甲基硫酸嘧啶溶解后，冷却至室温，再加蒸馏水至100mL，并充分搅拌混匀，即成10%胆固醇、20%猪油、2%胆酸钠和1%甲基硫氧嘧啶的脂肪乳剂。

4. 油剂　对于脂溶性成分，可用植物油为溶媒直接制成一定浓度的油剂。油剂除口服外，还可以用作肌肉、腹腔注射或皮下注射。如CCl_4所致小鼠急性肝损伤模型中CCl_4油剂的配制：量取CCl_4溶液0.5mL，加入适量精制植物油（如：菜籽油、豆油或花生油）中，混匀，定容至100mL，即得0.5% CCl_4油剂。

第三节　实验药物的给药剂量

常用药物剂量的基本重量单位是克（g），有时亦用到毫克（mg）、微克（μg）、纳克（ng）及皮克（pg）。换算关系是：$1g = 10^3 mg = 10^6 μg = 10^9 ng = 10^{12} pg$。

药物剂量的基本容量单位是毫升（mL），有时亦用到升（L）及微升（μL）。换算关系是：$1L = 10^3 mL = 10^6 μL$。

实验中动物给药剂量一般按照动物单位体重所给予药物的质量来表示，即每千克体重所给予的药物剂量，如g/kg、mg/kg、μg/kg等。

剂量的确定可通过文献查阅，也可通过供试药的LD_{50}、最大耐受量或人的临床用量折算，或按体表面积来换算。

第四节　实验药物的给药容量

给药容量指单位体重所给予药物的容积，用 mL/10g、mL/100g、mL/kg 表示，它是体积的表示，和药物剂量有着本质区别，容积是固定的，而剂量或浓度则可变化。常用动物给药容积见表 2 - 1。

表 2 - 1　各种实验动物给药的常用容量和最大耐受容量

给药途径	小鼠（mL/10g）	大鼠（mL/100g）	家兔（mL/kg）	豚鼠（毫升/只）	犬（毫升/只）
灌胃（ig）	0.1~0.3（1）	1~2（5）	10（20）	4~5（6）	200（500）
皮下注射（sc）	0.1~0.2（1.5）	0.3~0.5（5）	0.5~1.0（10）	0.5~2.0（6）	3~10（100）
腹腔注射（ip）	0.1~0.2（1）	0.5~1.0（2）	2~3（5）	2~5（5）	5~15（-）
肌内注射（im）	0.05~0.1（0.2）	0.1~0.2（0.5）	0.1~0.3（0.5）	0.2~0.5（0.5）	2~5（4）
静脉注射（iv）	0.1~0.2（0.8）	0.3~0.5（4）	2~3（10）	1~5（5）	5~15（100）

注：表中（　　）内数字为一次给药能耐受的最大容积，单位：毫升/只。

实验给药前应首先考虑该种动物在特定给药途径所能允许的最大容量（mL），只有确定容量之后才能确定溶液配成的浓度。通常动物血容量约占体重的 1/13，静脉注射药液容量过大，可影响到循环系统功能，故静脉注射容量最好在体重的 1/100 以下，静脉外注射（皮下、肌肉及腹腔）容量最好在体重的 1/40 以下。如：20g 体重的小鼠，尾静脉注射不宜超过 0.2mL，肌肉、皮下、腹腔等部位注射不宜超过 0.5mL，而灌胃不宜超过 0.6mL。

第五节　实验药物的浓度

药物浓度是指定量的液体或固体制剂中所含药物的分量。常用的液体制剂有下列几种表示方法：

一、百分浓度

以每一百份溶液中所含药物的份数来表示，简写成%。

1. 重量/容量（W/V）法　表示每 100mL 溶液中含有药物的克数，如 5% 葡萄糖，意指 100mL 溶液中含有 5g 葡萄糖。不加特别说明时的药物%浓度即指这种方法。

2. 容量/容量（V/V）法　此法适用于液体药物的配制，表示 100mL 溶液中含有药物的毫升数。如 75% 乙醇即 100mL 溶液中含无水乙醇 75mL，用 75mL 无水乙醇加蒸馏水至 100mL 即得。

二、比例浓度

用来表示稀释溶液的浓度，如 1∶10000 肾上腺素溶液即指 0.01% 肾上腺素（1mL

中含 0.1mg 肾上腺素）。

三、摩尔（mol/L）浓度

指 1L 溶液中所含溶质的克分子数，称为该溶液的摩尔/升浓度，如 0.1mol/L NaCl 溶液表示 1L 溶液中含有 0.1 克分子即 5.844g NaCl（NaCl 分子量为 58.44）。

四、克当量浓度（N）

1L 溶液中含有溶质的克当量数称为该溶液的克当量浓度，如 1N H_2SO_4 表示 1L 溶液中含有 49g H_2SO_4（H_2SO_4 分子量为 98）。

第六节　实验药物溶液浓度及其换算

动物实验所用药物剂量，一般是按 mg/kg（有时也用 g/kg）计算，给药时需从已知药物浓度换算成相当于每千克体重（为方便起见，大鼠、豚鼠也可按每 100g，小鼠、蟾蜍可按每 10g 体重）应该给予的药液量（mL）。有时需根据药物剂量和给药容量计算出合适的药物浓度，有时尚需进行浓度之间换算（如：百分浓度和克分子浓度间），以便进行计算。下面举例说明。

一、药物浓度计算

由药物剂量 mg/kg 和设定的药液容量 mL/kg，计算应该配制的药物浓度。举例说明：

例 1：家兔按 10mg/kg 剂量静脉注射盐酸吗啡，注射容量 1mL/kg，应该配制的药液浓度是多少？

计算方法：10mg/kg 相当于 1mL/kg，1mL 药液应该含 10mg 盐酸吗啡，1 : 10 = 100 : X，X = 1000（mg）= 1g，故配成的浓度 100mL 含 1g，即 1% 的盐酸吗啡。

例 2：实验设计需给大白鼠按 0.68g/kg 剂量灌胃心胃丹胶囊内容物，灌胃容量 10mL/kg，应该配制心胃丹胶囊内容物药液的浓度是多少？

计算方法：剂量为 0.68g/kg，灌胃容量为 10mL/kg，即 10mL 药液应含心胃丹胶囊内容物 0.68g，则 100mL 药液中含心胃丹胶囊 6.8g，即配制浓度为 6.8%。

二、百分浓度与摩尔浓度间的换算

举例说明：

例 1：0.5% 盐酸组胺相当于多少摩尔/升浓度？

计算方法：依公式 $M = 10X/W$ 计算。式中 M 为摩尔/升浓度（即 100mL 药液中药物克数），X 为百分浓度，W 为药物的分子量。

已知 X 为 0.5，$W = 184.1$，

代入公式 $M = 10 \times 0.5/184.1 = 2.7 \times 10^{-2}$mol/L。

例 2：5×10^{-5} mol/L 阿托品（$W = 289.4$）相当于多少百分浓度？

计算方法：依公式 $X = M \cdot W / 10$，

代入数字后 $X = 5 \times 10^{-5} \times 298.4 / 10 = 0.0014$。

所以 5×10^{-5} mol/L 阿托品溶液相当于 0.14%。

第七节　给药容量及所需药物浓度的计算

在实验中，除需确定试剂及样品的配制方法外，还应考虑所需药物浓度及实际给药量问题。下面通过举例说明：

一、供试液配制浓度的计算

实验中常需要根据药物剂量（g/kg 体重）和设定的给药容积（mL/kg 体重），计算出需要配制的药物浓度。

例 1：实验需要按 0.5g/kg 体重的剂量给大鼠灌胃某混悬药液，灌胃容量按 10mL/kg 体重设计，需配制该药供试混悬液的浓度是多少？

计算方法：0.5g/kg 体重相当于 10mL/kg 体重，即 10mL 混悬液应含该药 0.5g，则 100mL 混悬液含该药 5g。

具体配制方法为：称取药物 5g，置研钵中研细，然后加入适量 0.5% 羧甲基纤维素钠（CMC－Na）溶液研匀，转移至量筒中，将溶液定容至 100mL 即可。

二、实际给药量的计算

实验时还需在已知试剂或药物的浓度和已知的给药量（g/kg 或 mg/kg）情况下折算出动物实际给药的毫升数（mL），以便于给药。

例 2：小白鼠麻醉剂的配制：腹腔注射乌来糖剂量要求为 2.5g/kg，乌来糖溶液浓度为 25%，用于体重 20g 的小白鼠，应注射多少毫升乌来糖溶液？

计算方法：25% 乌来糖溶液即每毫升含乌来糖 250mg，2.5g/kg 的剂量相当于 25% 乌来糖溶液 10mL/kg，即 0.1mL/10g 体重，则体重为 20g 的小白鼠应注射的 25% 乌来糖溶液量为：

$$\frac{2.5\text{g（药）}}{1000\text{g（体重）}} \times \frac{1\text{mL（药液）}}{0.25\text{g（药）}} \times 20\text{g（体重）} = 0.2\text{mL}。$$

第三章　实验动物基本知识

实验动物是指供生物医学实验研究用的动物。实验动物是进行生命科学研究的基础和必备条件，例如许多新提出的假说和初始理论认识，需要在实验动物身上进行研究；新药的药理学研究和治疗方法的确立，需要在实验动物体内进行实验研究，然后逐渐过渡到临床上的应用。因此，动物实验始终是药理学实验的核心内容，每个医学生都必须学习。

第一节　实验动物学的作用与意义

实验动物可以作为研究机体正常生理生化反应的对象。人为改变实验动物的环境条件，可以使实验动物机体发生生理、生化、组织结构甚至基因表达的改变，利用动物机体的这些与人体有一定的共性的特点，人类可以从动物获得实验资料，为医学、药学研究提供丰富而有价值的参考。

实验动物还是可复制多种疾病的良好模型。对人类现有的疾病病谱（病种），可以利用现代医学实验技术在实验动物体内准确地复制和模拟出相应的动物疾病模型。而且，利用实验动物疾病模型进行各类医学实验研究，对提高人类健康状态和生存质量有着积极的作用。在医学基础研究、药物研究及疾病发生与防治手段研究等领域均具有十分重要的意义。

现代科学技术已由"经验医学"的时代向多元化的"实验医学"的时代转变。但是，我们不能用人体进行科学研究，只有借助实验动物来探索人类生命的起源、疾病发生发展的规律、各类疾病的预防措施与方法。因此可说，实验动物是现代科学技术的重要组成部分。

第二节　常用实验动物的品种与特点

一、小白鼠

小白鼠为啮齿类动物，具有繁殖周期短、繁殖量大、适应能力强、体型小易于饲养、性情温顺易捉拿等特性，是实验动物中培养品种系最多的一类动物。广泛应用于各种药物的毒理实验、药物筛选实验、药效学实验、癌症研究实验、营养学实验、遗传与免疫性疾病研究实验。但小鼠对环境反应敏感，适应性差；强光或噪声可导致母鼠食仔；粗暴的实验操作会带来应激和异常反应等，给实验结果带来不良影响。小鼠体温调节不稳定，不宜用于发热实验。小鼠品系较多，以昆明种小鼠（KM）多用。

二、大白鼠

大鼠外貌与小鼠相似，个体较大（不是长大的小鼠），具有抗病能力强、繁殖快、喜啃咬、性情凶猛等特征。大鼠味觉差，嗅觉灵敏。大鼠无胆囊，无呕吐反应，不能用于胆功能观察和催吐实验，但宜做利胆实验。大鼠体温调节不稳定，一般不宜用于发热实验。大鼠的垂体－肾上腺系统功能发达，对应激反应灵敏，且各种内分泌腺体如垂体、肾上腺、卵巢易于摘除，适合进行应激反应和内分泌实验研究。大鼠肝脏再生能力很强，切除 60%～70% 肝叶仍有再生能力。大鼠踝关节对炎症介质十分敏感，适合多发性关节炎和化脓性淋巴腺炎的研究。大鼠心血管反应敏锐，常用于水肿、休克、心功能不全、应激反应等各类实验研究，但不适宜用于有关心电学的实验学研究。常用品种有 Sprague－Dawley（SD）大白鼠、Wistar 大白鼠等。

三、家兔

家兔胆小怕惊，喜独居，听、嗅觉灵敏，具有啮齿类动物相似的特性，喜欢磨牙啃木，吞食粪便。兔耳缘静脉注射和采血方便，且血清产生较多，广泛用于制备效价高和特异性强的免疫血清。家兔对体温变化十分敏感，宜选做发热、解热和检查热原的实验研究。高胆固醇喂饲兔，可引起典型的高胆固醇血症、主动脉粥样硬化症、冠状动脉硬化症，常作为心血管疾病的动物模型。家兔颈部的交感神经、迷走神经和主动脉减压神经分别存在，独立行走，可用于观察减压神经对心脏的作用。由于家兔胸腔中有纵隔膜，做开胸和心脏实验时，只要不弄破纵隔膜，动物就不需要人工呼吸，给实验操作带来许多方便。雌兔必须与雄兔交配后才能排卵而怀孕，因此可用于生殖生理和避孕药的研究。常用品种有青紫蓝兔、中国白兔、新西兰白兔和日本大耳白兔等。

四、豚鼠

豚鼠又名天竺鼠、荷兰猪、海猪，习性温顺，喜群居。嗅觉、听觉发达，对某些病毒反应敏锐，可用于各类传染病、药理学、营养学实验和内耳疾病的研究。豚鼠易于致敏，适合进行过敏性实验研究。是典型急性肺水肿的动物模型之一。豚鼠血清中补体含量多，效价高，常用于免疫学和生物制品的研究。因其体内缺乏左旋葡萄糖内酯氧化酶，不适宜用于各类缺氧性的研究。自身不能合成维生素 C，故作维生素 C 缺乏症的研究很适合。

五、狗（犬）

狗具有喜近人，嗅、视、听觉极佳的特点。消化系统、循环系统、神经系统均发达，且与人类极为相似，被广泛用于病理、药理、毒理、生理、遗传、营养和实验外科等的研究。在基础医学领域是复制休克、DIC、动脉粥样硬化等动物模型首选的动物之一，也常用于降压药、升压抗休克药的实验研究。犬是红绿色盲，不能以红绿为刺激条件进行条件反射实验。其汗腺不发达，不宜选做发汗实验。胰腺小，适宜做胰腺摘除术。胃小，易做胃导管，便于进行胃肠道生理的研究。犬呕吐反应敏感，宜用于催吐实验。犬的甲状旁腺位于甲状腺表面，位置固定，多在两个甲状腺相对应的两端，故选其做甲状旁腺摘除实验很合适。专用于实验的品种不多，常用品种有杂种犬、比格犬（Beagle）等。比格犬性情温顺，易于抓捕和调教，小，毛短利于操作，遗传性能稳定，对实验条件反应一致性、均一性好，实验结果重复性好，被国际公认。

六、猫

对猫所进行的实验效果较啮齿动物更接近于人。猫有血压稳定的特点，适宜用于观察药物对血压、冠状窦血流量、交感神经和节后神经节的影响。猫呕吐反应敏感，宜用于做催吐实验。猫神经系统极敏感，适用于脑神经生理学研究，神经递质等活性物质的释放和行为变化的相关性研究，针麻、睡眠、体温调节和条件反射以及周围神经和中枢神经的联系研究。猫适合制作多种动物疾病模型，如弓形体病、耳聋症、脊柱裂、先天性吡咯紫质沉着症、病毒引起的营养不良、草酸尿、卟啉病等病理模型。

第三节　实验动物的选择

恰当选择实验动物，是保证实验研究成功的重要环节，为了获得理想的实验结果，或要达到实验的目的，实验动物的选择一般应遵循如下原则：

1. 尽量选择与人类生物功能相近似的动物。
2. 选择解剖生理特点符合实验目的与要求的实验动物。
3. 根据实验需求，选择不同敏感种系的实验动物。
4. 选择价格经济，容易获得的动物。
5. 选择造模简便、容易、重复性好的动物。
6. 选择标准化的实验动物。
7. 选择健康的动物。
8. 此外，某些实验对动物的年龄、性别、体重、妊娠否、品系和纯度有较为严格要求。

药理实验常用动物选择举例，见表3-1。

表 3 - 1　药理实验常用动物选择举例

动物	常用系统（疾病）	实验项目举例	选择理由	优缺点
小鼠	神经系统	镇痛药物	疼痛表现易于观察	品系多
	感染性疾病	抗感染药物实验	对多种疾病易感	价格低
	肿瘤	抗肿瘤药物筛选	易制作肿瘤模型	易操作
				获取标本量较少
大鼠	循环系统	血流动力学	心脏耐受性好，心血管反应灵敏	价格适中
	内分泌系统	应激反应	垂体 - 肾上腺皮质系统灵敏	获取标本量大
	消化系统	胆汁分泌	无胆囊	胆汁计量准确
兔	发热	降温药物实验	对体温变化敏感	易获得、价格适中
犬	高血压	降压药筛选	循环系统结构与人近似	易造模
	消化系统	观察消化腺分泌	易建立条件反射	
猫	消化系统	止吐药物实验	呕吐反射灵敏	不易操作
豚鼠	过敏性疾病	变态反应实验	易致敏	操作方便
	皮肤性疾病	药物对皮肤刺激作用	其皮肤反应与人相近似	易操作
鸽	消化系统	止吐药物筛选	呕吐反射灵敏	易操作
鸡	血液系统	血凝试验	鸡红细胞易于观察	易操作
香猪	烧伤	烧伤药实验	与人皮肤相似	价格较贵、不易获得
猴	中枢神经系统	行为学研究	灵长类动物与人相似性好	价格昂贵、难以获得

第四章　药理动物实验基本技能

第一节　实验动物的标记方法

一、实验动物标记

在药理学动物实验中，为了观察每只实验动物的变化情况，必须在实验前对实验动物进行随机分组、编号标记。编号标记方法要保证标记符号清晰持久、操作方法简便易读。下面介绍药理学常用的大鼠、小鼠的标记方法：

1. 染色法　这是实验室最常用、最容易掌握的方法。可用化学药剂或油性记号笔在动物身体明显部位如被毛、尾部等处进行涂染标记，或用不同颜色来区别各组动物，常用的染色剂有：

（1）3%～5%苦味酸溶液：涂染黄色。

（2）2%硝酸银溶液：涂染咖啡色（涂后需光照10分钟）。

（3）0.5%中性红或品红溶液：涂染红色。

（4）煤焦油酒精溶液：涂染黑色。

（5）龙胆紫溶液：涂染紫色。

最常用的是3%～5%苦味酸溶液。用棉签蘸取上述溶液，在动物体表不同部位涂上斑点，以示不同号码。

染色法适用于实验周期较短，动物数量不多的情况。这种方法简单，动物无痛苦和损伤，但由于动物之间互相摩擦、舔毛、尿、水浸渍被毛或脱毛，或因日久等原因颜色会自行消褪，不宜用于长期的实验。如长期实验需定期复染。

2. 耳孔法　用专门的打孔器直接在动物耳朵上打孔或打缺口编号的方法，小鼠长时间实验可选用此法标记。

3. 挂牌法　此法主要用于大型动物，可将金属号牌或塑料号牌固定在动物的耳部或腿部，体型较大动物如犬、猪等可挂在颈部或笼箱上。

4. 烙印法　直接将号码烙印在动物无体毛或明显部位，如耳、面鼻部和四肢部位等，然后用以酒精为溶剂的染料在烙号上涂抹。烙号前对烙号部位应预先用酒精消毒防感染。

二、实验动物编号

编号方法无统一规定，一般常用编号的原则是：先左后右，从前到后。例：一般把涂在左前腿上的记为 1 号，左腰部为 2 号，左后腿为 3 号，头顶部为 4 号，背部为 5 号，尾部为 6 号，右前腿为 7 号，右腰部为 8 号，右后腿为 9 号，空白为 10 号。若动物编号数字过大时，可使用上述两种不同颜色的溶液，即把一种颜色作为个位数，另一种颜色作为十位数。这种交互使用可编到 99 号。例如把黑色的记为十位数，白色记为个位数，那么右后腿白斑，头顶黑斑，则表示是 49 号鼠，其余类推（图 4－1）。

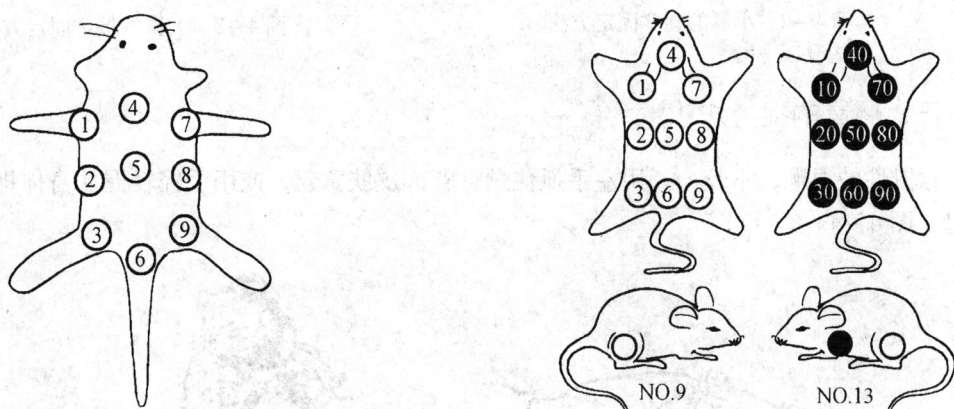

图 4－1　1～9 号小白鼠标号法（左）；1～99 号小白鼠标号法（右）

第二节　常用动物的捉持方法

一、小鼠的捉持法

有双手捉持法和单手捉持法两种。双手捉持法是以右手提鼠尾使小鼠趴在鼠笼盖上，稍提起尾部使后肢悬空，左手拇、食指捏住耳和颈后部皮肤，右手将鼠尾递到左手，让左手无名指和小拇指夹住即可。单手捉持法是将小鼠放在粗糙面上，如鼠笼盖上，左手将小鼠尾轻轻向后拉，以左手的拇指及食指捏其双耳及头部皮肤，然后无名指、小指和掌心夹其背部皮肤和臀部，便可将小鼠牢固捉持（图 4－2）。

二、大鼠的捉持法

大鼠较凶猛，为防止鼠咬，应戴上防护手套，或用布盖住大鼠再捉，捉拿手法与小鼠相似，右手执鼠尾，将左手的拇指和中指从大鼠背部绕到腋下抓起大鼠。其余手指与掌握住鼠体，使其固定（图 4－3）。对 1～2 周龄的大鼠可采用捉小鼠的方法。

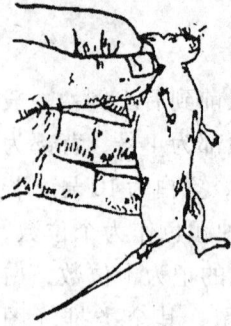

小鼠单手捉拿固定方法　　　　　小鼠双手捉拿固定方法

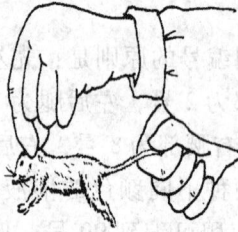

图4-2　小鼠的捉拿固定方法　　　　图4-3　大鼠的捉拿固定方法

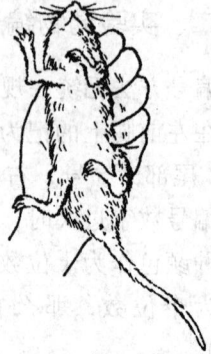

三、豚鼠的捉持法

豚鼠性情温顺，不咬人，用左手抓住颈、背部皮肤拿起，或用手轻轻握住身体即可抓起（图4-4）。

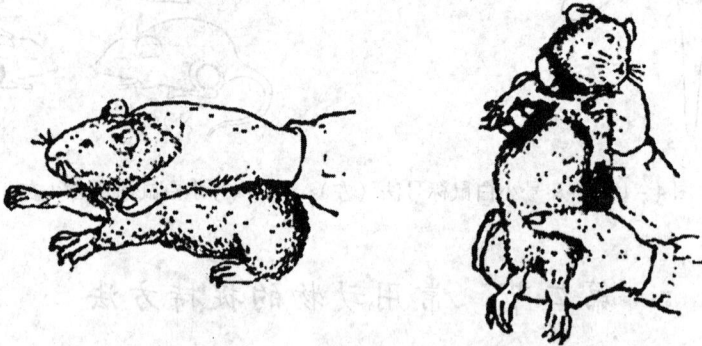

图4-4　豚鼠的捉拿固定方法

四、家兔的捉持法

家兔较温顺，但爪子较尖锐，捉拿时应避免抓伤。正确的方法是用右手抓住兔颈部皮肤，将兔提起，另一手托其臀部，使兔呈坐位姿势（图4-5）。

家兔固定方法可根据实验需要确定，如作兔耳取血、注射或观察兔耳血管变化，可采用盒式固定或人为固定。如果作测量血压、呼吸等实验或手术时，需将兔固定在手术固定台上，并将兔置于仰卧位，其头部的固定也可用一根较结实的绳，一端拉住家兔的两只门齿，另一只拴在实验台的铁柱上即可（图4-5）。如果作头颅部手术，可用马蹄形固定器固定头部。

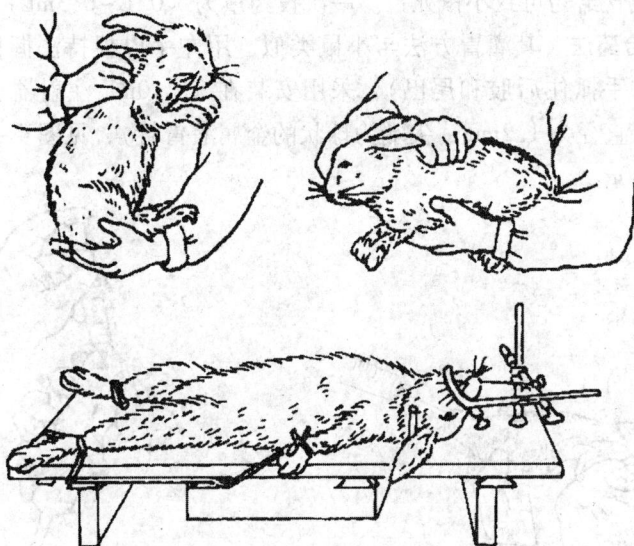

图 4 - 5　家兔捉持方法，家兔台式固定法

第三节　常用实验动物给药法

一、经口给药法

分为口服与灌胃两种方法：

（一）口服给药法

把药物放入饲料或溶于饮水中让动物自由摄取。优点为简单方便，缺点是剂量不易掌握控制。一般适用于动物疾病的防治或某些毒物实验，制造某些与食物有关的人类疾病动物模型。

（二）灌胃给药法

用灌胃器将药物直接灌入动物胃内，能保证准确地把握给药剂量，适用于小鼠、大鼠、豚鼠、兔、犬等动物。灌胃器由 1~2mL 注射器和特殊的灌胃针头构成。小鼠的灌胃针头长 4~5cm，直径约 1mm；大鼠灌胃针头长 6~8cm，直径约 1.2mm。灌胃针头的尖端焊有一中空的小圆金属球（图 4-7），其作用是防止针头刺伤气管或损伤消化道。也可用普通 9~16 号注射针头的尖端磨平钝自制灌胃针头。

1. 小鼠灌胃给药法　以左手捉持小鼠，右手持灌胃器进行灌胃，操作时将灌胃针头从小鼠口角插入口腔内，使口腔食道成一直线，利于灌胃器插入，然后沿着上颚壁轻轻插入食管，大约灌胃管插入 2/3，此时即可推动注射器，进行灌胃（图4-6），注药后轻轻拔出灌胃针头。如插入时遇到阻力，可将灌胃器退后再插，避免误入气道或穿破食道，若误插入气管给药可致小鼠死亡。一次投药量为（0.1~0.3mL）/10g。

2. 大鼠灌胃给药法　其灌胃方法与小鼠类似，用左手以捉持法握住大鼠（若两人合作时，助手用右手抓住后肢和尾巴），采用安装在5~10mL注射器上的金属灌胃管（长度为6~8cm，直径为1.2mm，尖端为球状的金属灌胃管），见图4-7。一次给药量为（1~2mL）/100g。

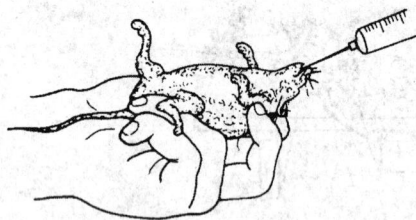

图4-6　小鼠的捉持法和灌胃法示意　　　图4-7　大鼠的捉持法和灌胃法示意（附灌胃针）

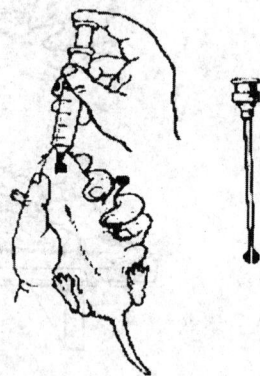

3. 豚鼠灌胃给药法　参照小鼠、大鼠灌胃给药法进行。

4. 兔灌胃给药法　液体剂型药物灌胃法需两人合作（图4-8）。一人坐好，两腿将兔身夹住，左手抓住双耳，固定头部，右手抓住双前肢。另一人用木或竹制开口器压下舌头，以导尿管经开口器中央小孔慢慢沿上颚壁插入食管16~20cm。将导尿管一端置于一杯清水中，若无气泡冒出，说明导尿管没有插入气管。这时即可用注射器抽取需要量药液从导尿管灌入兔胃，然后用3~5mL清水冲洗导尿管后，捏紧并迅速抽出导尿管，取出开口器。

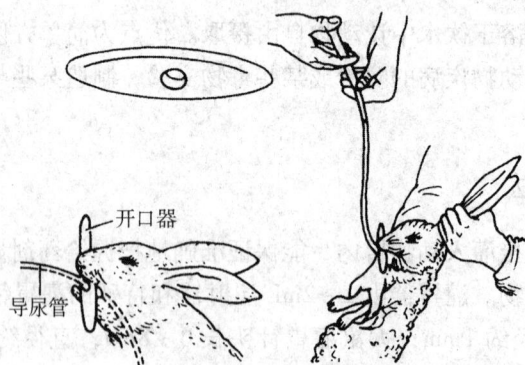

图4-8　兔的灌胃法

二、注射给药法

（一）皮下注射法

1. 小鼠　可选择在颈、背部皮下注射（图4-9）。将皮肤拉起，注射针刺入皮下，把针尖轻轻向左右摆动，易摆动表示已刺入皮下，然后注射药物。拔针时，用手指按住针刺部位，以防止药物外漏。

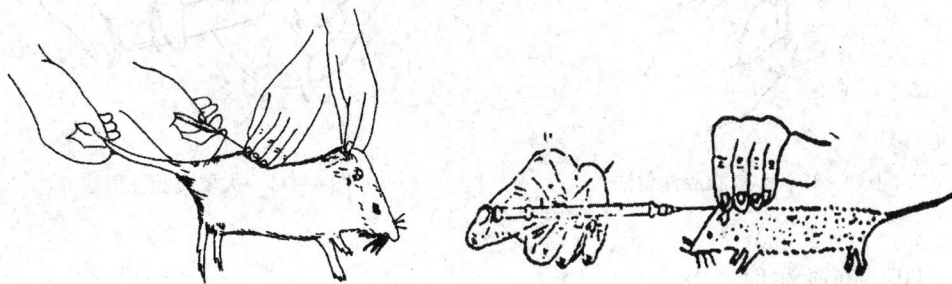

图4-9　小鼠皮下注射法

2. 大鼠　以捉持法握住大鼠，注射部位可选择颈背部或大腿外侧，注射时拉起皮肤，将注射针刺入皮下。

3. 豚鼠　注射部位可选大腿内侧面、背部、肩部等皮下脂肪少的部位，但通常在大腿内侧面注射。一般需两人合作，一人固定豚鼠，一人进行注射。

4. 兔　左手将兔背部皮肤提起，右手持注射器，针尖刺入皮下后松开左手，进行注射。

（二）腹腔注射

1. 小鼠　以左手捉持小鼠，使其腹部向上，右手将注射器针头刺入皮肤，其部位是距离下腹部腹白线稍向左或右的位置，向前推进3~5mm，接着使注射器针头与皮肤呈45°刺入腹肌，继续向前刺入，通过腹肌进入腹腔后抵抗消失，回抽有负压感觉后，即可轻轻注入药液。注意针尖不要刺伤上腹部的脏器（图4-10）。

2. 大鼠　腹腔注射方法与小鼠相同，注射量为（1~2mL）/100g（图4-11）。

3. 豚鼠、猫、兔、犬等　豚鼠和猫腹腔注射部位同小鼠，兔在下腹部近腹白线左右两侧约1cm处，犬在脐后腹白线侧边1~2cm处注射为宜。

（三）肌肉注射

兔、猫、犬选择两侧臀部肌。在固定动物后，注射器与骨骼肌成60°角，一次刺入骨骼肌内注射，但应避免将针刺入肌内血管。注射完后轻轻按摩注射部位，以助药物吸收。小鼠、大鼠、豚鼠因大腿骨骼肌较小，较少采用肌内注射。若系必须，以股部肌较适，用药量不宜过大，特别是小鼠，每侧不宜超过0.1mL。

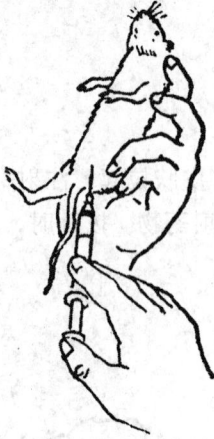

图 4-10　小鼠腹腔注射法

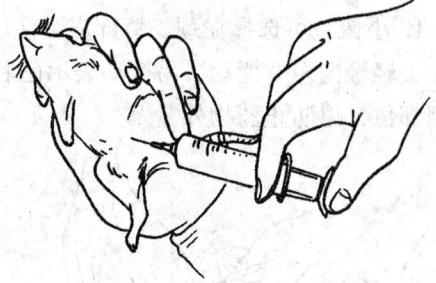

图 4-11　大鼠腹腔注射法

（四）静脉注射

1. 大鼠和小鼠　一般采用尾静脉注射。事先将小鼠和大鼠置于固定的鼠笼内或铁丝罩内，或扣于烧杯内（图 4-12），使尾巴露出，鼠尾静脉有 3 根，位于背部和两侧各一根（图 4-13）。注射时，先将鼠尾于 45℃ ~50℃ 的温水中浸泡或用 75% 的乙醇棉球揩擦，使血管扩张，选择鼠尾左右两侧静脉注射。注射时若阻力大，注射部位隆起白色皮丘，说明未注入血管，应重新换部位寻找静脉注射。若推注无阻力，表示已进入静脉内，固定好针头和鼠尾，缓慢匀速推入药液，注射完毕退出针头，轻压针眼片刻，使药液和血液不致回流外漏。

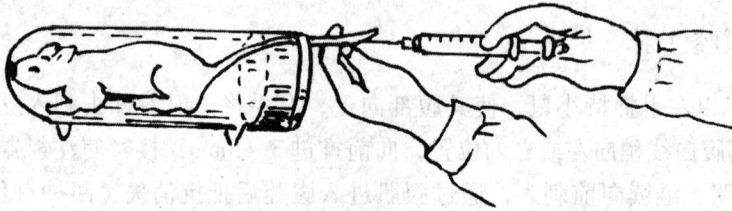

图 4-12　小鼠尾静脉注射法

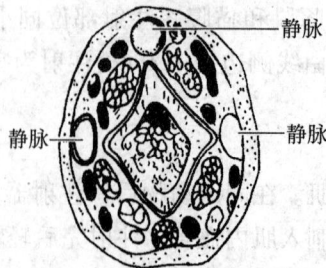

图 4-13　鼠尾横断面示意

2. 豚鼠　一般选前肢皮下头静脉注射，后肢小隐静脉注射也可以。接近下部比较容易刺入静脉。注射量一般不超过 2mL。

3. 兔　一般采用耳缘静脉注射。兔耳缘静脉有 2 根，沿两侧耳缘行走，耳动脉在中央。穿刺前可用乙醇棉球涂擦耳部边缘静脉，或用电灯泡烘烤兔耳使血管扩张。穿刺时以左手指在兔耳下作垫，右手持注射器，针头经皮下进入血管，一般可见到回血。注射时若无阻力也无皮肤发白、隆起现象，也说明针头在血管内。注射完毕，压住针眼，拔去针头，继续压迫数分钟止血（图 4 - 14）。

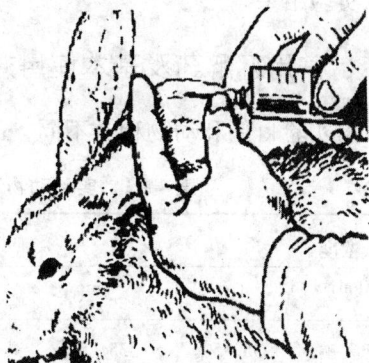

图 4 - 14　兔耳缘静脉注射

三、其他途径给药方法

此外，尚有以下较为少用的给药方法：

（一）呼吸道给药

药物性状呈挥发性气体、蒸汽或雾等状态时，均需要通过动物呼吸道给药。如乙醚吸入麻醉；释放氨水或锯末燃烧烟雾制作慢性气管炎动物模型等。

（二）皮肤给药

外用药物在给药部位局部作用；或经皮肤的吸收作用；或致敏作用和光感作用等，均需采用经皮肤给药方法。常采用家兔和豚鼠背部皮肤脱毛后，在一定面积上将药液涂在皮肤上，观察药物的作用。

（三）直肠内给药

常选用家兔直肠内给药，采用灌肠的胶皮管或用 14 号导尿管将药液导入。

（四）关节腔内给药

是将药物直接注射到关节腔内的给药方法，此法常用于观察局部药物疗效。

第四节　实验动物常用麻醉给药方法

一、麻药选择原则

在动物实验中经常需要采用麻醉手段，麻醉剂除了有抑制中枢神经系统作用外，还会影响其他生理功能变化。因此，除了根据动物对麻药的敏感性，选择麻醉效果好、麻醉时间适当的麻药，且要不良反应轻微、给药途径方便，以保证实验的顺利进行和获得良好的实验结果。

二、常用麻醉药及基本使用方法

根据实验目的和动物种类不同，可采用不同的麻醉剂和麻醉方法（表 4 - 1）。

表 4 - 1　实验动物注射用麻醉剂常用剂量与持续时间

药物及浓度 (g/100mL)	常用量（mg/kg）及给药途径						维时 (h)
	小鼠	大鼠	豚鼠	家兔	猫	犬	
戊巴比妥钠 2～3	35～50 (ip)	35～50 (ip)	35～50 (ip)	25～35 (iv, ip)	25～35 (ip)	25～35 (iv, ip)	3～4
巴比妥钠 10	—	100～110 (sc, ip)		100～150 (iv, ip)		100～120 (iv, ip)	8～12
乌来糖 10～25	1000～1500 (ip)	1000～1500 (ip)	1000～1500 (ip)	750～1000 (iv, ip)	750～1000 (iv, ip)	900 (iv)	2～4
氯醛糖 8	—	50～80 (ip)		50～80 (iv, ip)	50～80 (iv, ip)	50 (iv)	6～8

注：戊巴比妥钠和氯醛糖溶液要现配现用，久置低温易析出结晶，用时稍加热。

三、几种常用麻醉药特点介绍

1. 氨基甲酸乙酯　为无色结晶体，易溶于水。麻醉作用迅速而温和，适用于小动物麻醉，常配成 10%～25% 溶液，可采用静脉、腹腔注射，或直肠灌注等多给药途径。其优点是价廉、使用简便、麻醉过程平稳；缺点是麻醉深度不易掌握，动物苏醒慢。有报道对猫、大鼠血压有降低趋势。

2. 巴比妥类　可用于多种动物麻醉。最常用戊巴比妥钠，配成 3% 溶液，可静脉、腹腔注射给药，一次给药可维持 3～5 小时，麻醉中可使血管扩张而降温，应注意保温。

戊巴比妥钠溶液要新鲜配制，久置、低温时易析出结晶，用时需加热溶解。

3. 氯醛糖　为氯醛与糖的化合物，对心肺装置等某些实验尤为适合。常用浓度 8%，可静脉、腹腔注射给药，一次给药可维持 5～6 小时。适当剂量麻醉时，麻醉脊髓中枢运动和感觉，而不影响反射作用。

氯醛糖溶液要新鲜配制，久置、低温时易析出结晶，用时需加热溶解。

4. 乙醚　为吸入性麻药，可用于各种动物麻醉，尤其适合于短时间手术。小动物可置于密闭缸中，大动物则用麻醉口罩，放入浸润乙醚的纱布，注意麻醉时间不宜过长。其优点是麻醉深度易掌握，术后苏醒快；其缺点是麻醉兴奋期明显，呼吸道分泌物多。

其他吸入麻醉药如氯仿、三氟乙烷等，教学实验少用。

第五节　实验动物常用被毛去除方法

去除实验动物被毛的目的是利于实验的操作和观察，常有方法有以下几种：

一、剪毛法

固定动物后用剪刀贴近皮肤剪去被毛。注意不能用手提起皮肤剪，以免剪破皮肤。适用于手术前或静脉注射前备皮。

二、拔毛法

用食指和拇指拔去覆盖的毛而暴露皮肤。如兔耳缘静脉注射时常用此法。

三、脱毛法

用化学脱毛剂去除被毛的方法。适用于无菌手术野的准备、观察局部皮肤血液循环或病变、皮肤给药的观察。下列三种脱毛剂配方可用于家兔、大鼠和小鼠等小动物。

1. 硫化钠 3g，肥皂粉 1g，淀粉 7g，加水适量调成糊状。
2. 淀粉 7g，糖 4g，甘油 5g，硼砂 1g，加水 75mL。
3. 硫化钠 8g，溶于 100mL 水中。

四、剃毛法

用电动或手动的理发推剪，剃去手术区被毛。

五、刮毛法

用肥皂水湿润手术区的被毛，然后用剃须刀等锋利刀片轻轻刮除手术区的被毛。

第六节　实验动物常用取血途径与方法

一、小鼠、大鼠取血法

1. 断头取血　最为常用，以左手握住鼠身体部分，右手持剪刀迅速剪掉鼠头，鼠颈对准盛血容器，收集血液（图 4 - 15）。大鼠也可用断头器断头。该方法优点是简便，快捷；缺点是血液容易被食道气道反流物污染而引起溶血。

2. 眼眶动、静脉取血（摘眼球取血）　用左手抓住鼠，拇指和食指将鼠头部皮肤

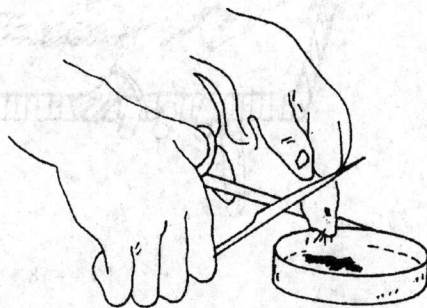

图 4 - 15　小鼠断头取血法

捏紧，使鼠眼球突出。右手用一弯小镊子在鼠右侧眼球根部将眼球摘去，立即倒置鼠头，此时眼眶内动、静脉同时有血流出。此法适用于鼠类一次性大量采血，是一种较好的取血方法。

3. 眶后静脉丛取血　用前端尖细，直径 1mm 左右，长 10cm 的玻璃吸管，预先用 1% 的肝素处理并干燥过，从眼内侧向眼底方向刺入，当感到有阻力时即停止刺入，旋转取血管以切开静脉丛，血液即流入取血管中。小鼠每次可采血 0.2～0.3mL，大鼠每次可采血 0.5～0.8mL（图 4-16，图 4-17）。本法在短期内可重复采血。

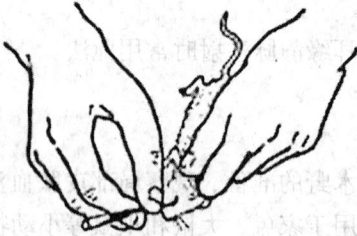

图 4-16　小鼠眼眶后静脉丛采血方法　　　　图 4-17　大鼠眼眶后静脉丛采血方法

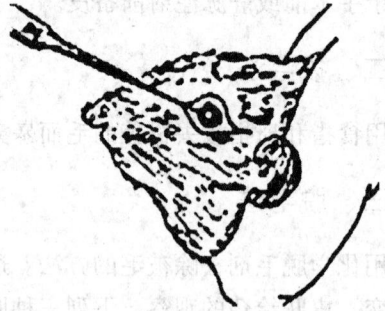

4. 颈静脉或颈动脉取血　将麻醉的小鼠或大鼠背位固定，剪去一侧颈部外侧毛，作颈静脉或颈动脉分离手术。当动、静脉暴露清楚后，血管下各穿一根丝线，以作提起血管用，这时即可用注射针沿血管平行方向以向心端刺入抽取所需血量（图 4-18）。体重 20g 的小鼠可取血 0.6mL 左右，体重 300g 大鼠可取血 8mL 左右。

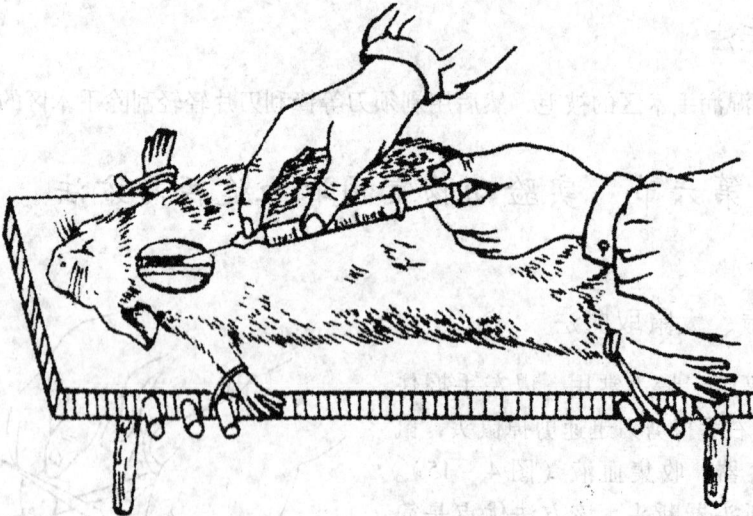

图 4-18　大鼠颈静脉取血方法

5. 股静脉或股动脉取血　小鼠或大鼠经麻醉后，背位固定。作左或右腹股沟动静脉分离手术，血管下分别穿一根丝线，以提拉血管用。右手持注射器将注射针平行于血管刺入血管内，即行取血。若需连续多次取血，则取血部位尽量靠离心端。

6. 心脏取血　小鼠或大鼠经麻醉后仰卧于固定板上，剪去心前区毛，酒精消毒。在左胸侧第 3~4 肋间，用左手示指触摸到心搏动处，右手持注射器刺入心腔，血液随心脏跳动的力量自动进入注射器（图 4-19）。也可切开胸腔，直接从见到的心脏内抽吸血液。

7. 尾尖取血　小鼠或大鼠将尾巴于 50℃ 热水中浸泡数分钟后，擦干剪去尾尖，小鼠 1~2mm，大鼠 1~5mm。然后自尾根部向尾尖按摩，用手轻轻地从尾根部向尾尖部推挤，血即向尾尖流出，即采集到少量血液（图 4-20）。如需多次采血，每次采血时可将鼠尾剪去一小段，取血后及时用干棉球压迫止血，或可用 60% 液体木棉胶涂于尾巴伤口处，使其结一层薄膜，保护伤口而止血。

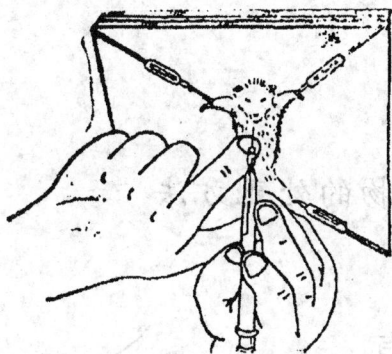

图 4-19　小鼠心内取血方法

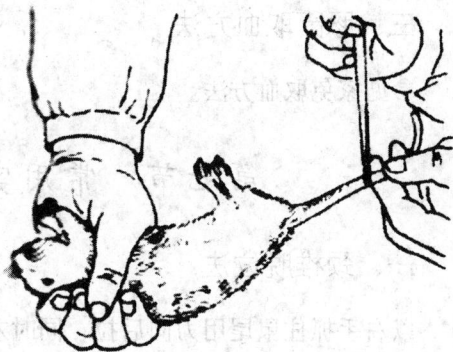

图 4-20　小鼠尾静脉采血方法

二、家兔的采血方法

1. 耳中央动脉采血法　固定好家兔，用手轻揉或用温水加热兔耳，使其充血。在耳中部可见一条较粗、颜色较鲜红的血管，此为耳中央动脉，用注射器沿动脉平行方向穿刺，血液即进入注射器，取血后作压迫止血。此外，还可以在耳中央动脉的靠耳尖处，用手术刀片轻轻切断动脉，血液就从切口流出，取血后压迫止血（图 4-21）。

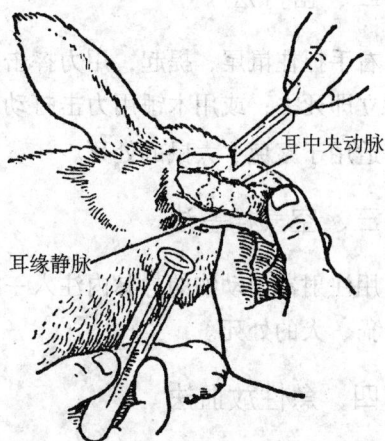

耳中央动脉

耳缘静脉

图 4-21　家兔耳中央动脉采血法

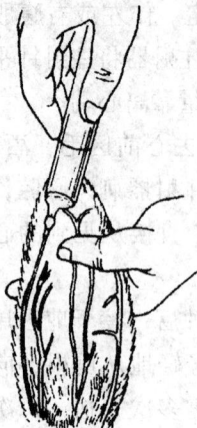

图 4 - 22　家兔耳缘静脉采血法

2. 耳缘静脉采血法　将兔固定后，轻揉耳缘或用温水加热，或酒精涂擦兔耳，使耳缘静脉充盈，用注射器沿耳缘静脉方向穿刺，抽取血液（图 4 - 22）。

3. 动、静脉采血法　采血部位可选取颈动、静脉，也可选取股动、静脉。麻醉后作动、静脉分离术，分离出血管后，动脉结扎远心端，静脉结扎近心端。先用动脉夹夹住切口上方，再在血管上切一切口，放置入合适的胶管，结扎固定，以防止滑脱。可根据需要放出一定数量血液。

4. 心脏采血法　与鼠的心脏采血法类似。

三、豚鼠取血方法

参见家兔取血方法。

第七节　常用实验动物的处死方法

一、颈椎脱位法

以右手抓住鼠尾用力向后拉，同时左手拇指与食指用力向下按住鼠头，使颈椎脱臼，脊髓与脑髓拉断，鼠便立即死亡（图 4 - 23）。此法最适用于小鼠的处死。

二、击打法

右手抓住鼠尾，提起，用力摔击其头部，鼠痉挛后立即死去；或用木锤用力击打动物头部也可致死。适用于家兔、大鼠的处死。

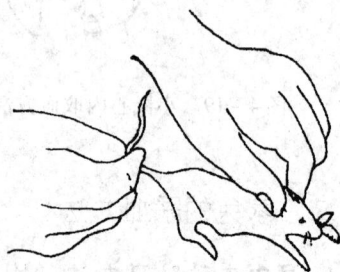

图 4 - 23　小白鼠颈椎脱位法

三、空气栓塞法

用注射器向动物的静脉内注入一定量的空气，使之发生栓塞而死亡。此法适用于家兔、猫、犬的处死。

四、急性放血法

在动脉或大静脉处剪断或切断血管，快速放血，致失血性休克死亡。大、小鼠也可采用摘眼球，使眼眶动、静脉急性大失血而立即死亡。

五、断头法

用剪刀或断头器在鼠颈部将鼠头剪掉，鼠立即死亡。

六、药物致死法

吸入一定量的一氧化碳、乙醚、三氯甲烷，或注射士的宁、氰化钾等均可使动物致死。

附：药理实验基础操作

【实验目的】

掌握药理实验动物小白鼠的捉拿、常用给药途径和方法、常用的处死方法；熟悉药理学实验动物的标记方法；了解小鼠尾静脉注射方法。

【实验内容】

学习捉拿小白鼠的方法和标记方法；学习小白鼠的灌胃、皮下注射、腹腔注射、肌肉注射、尾静脉注射给药法，以及颈椎脱位处死方法。

【实验动物】

小白鼠。

【器材与药品】

1mL 注射器，灌胃针头，小鼠箱，苦味酸，酒精棉球，生理盐水。

【操作步骤】

1. 小白鼠捉拿法　右手提起鼠尾，放在粗糙物（如鼠笼）上面，轻向后拉其尾，用左手拇指和食指捏注其头部皮肤及双耳，将小白鼠固定在掌中，使其腹部朝上，然后以第四指和小指夹住鼠尾。详见第一篇第四章第二节"小鼠的捉持法"部分。

2. 小白鼠标记方法　本次实验用苦味酸对小白鼠进行标记，详见第一篇第四章第一节"实验动物的标记方法"部分。

3. 小白鼠给药方法　详见第一篇第四章第三节部分。

（1）灌胃（IG）：将小白鼠固定后，右手持装有灌胃针头的注射器，自口角插入口腔，沿上腭插入食道。如遇阻力，可将针头抽出再另插，以免穿破食道或误入气管。灌胃量为：0.1～0.3mL/10g。

（2）皮下注射（IH）：通常在颈背部皮下注射。一手固定动物，另一手注射，注射量为：0.1～0.3mL/10g。

（3）肌肉注射（IM）：多注射于后肢股部肌肉，每侧不超过 0.1mL。

（4）腹腔注射（IP）：左手固定小鼠，右手持注射器，从下腹部外侧进针约 3～5mm，呈45°角刺入腹腔，注射量 0.1～0.2mL/10g。

（5）静脉注射（IV）：将小白鼠置于固定筒内，使尾巴露在外面，用70%～75%酒精棉球擦尾部，或将鼠尾浸入45℃～50℃温水中。待尾部左右侧静脉扩张后，左手拉尾，右手进针。注射量不超过 0.5 毫升/只。

4. 小白鼠处死方法　颈椎脱位法，详见第一篇第四章第七节相关部分。

【注意事项】

1. 灌胃时如遇阻力，可将针头抽出再另插，以免穿破食道或误入气管，引起小鼠窒息死亡。

2. 颈背皮下注射，从左手拇指和食指间进针，进针时注意勿刺伤左手拇指或食指。

3. 腹腔注射进针后，应首先回抽，呈负压后，说明针头在腹腔内，方可进针。如果回抽呈气体，说明针头刺入空腔脏器；如果回抽呈血性，说明针头刺入实质器官。

4. 鼠尾静脉注射时，应首先从远端开始进针，避免如果进针失败后，无法再找到适合的进针点。

第五章　常用实验动物生命指标常数

表 5 – 1　实验动物常用生理参数

指标		小鼠	大鼠	豚鼠	家兔	猫	犬
适用体重（g）		18 ~ 25	120 ~ 200	300 ~ 500	1500 ~ 2500	2000 ~ 3000	5000 ~ 15000
寿命（年）		1.5 ~ 2	2 ~ 2.5	5 ~ 7	5 ~ 7	6 ~ 10	10 ~ 15
性成熟年龄（月）		1.2 ~ 1.7	2 ~ 8	4 ~ 6	5 ~ 6	10 ~ 12	10 ~ 12
孕期（日）		20 ~ 22	21 ~ 24	65 ~ 72	30 ~ 35	60 ~ 70	58 ~ 65
平均体温（℃）		37.4	38.0	39.5	39.0	38.5	38.5
呼吸（次/分钟）		136 ~ 216	100 ~ 150	100 ~ 150	55 ~ 90	25 ~ 50	20 ~ 30
心率（次/分钟）		400 ~ 600	250 ~ 400	180 ~ 250	150 ~ 220	120 ~ 180	100 ~ 150
血压（mmHg）		115	110	80	105/75	130/75	125/70
血量（mL/g）		0.078	0.06	0.058	0.072	0.072	0.078
红细胞（10^{12}/L）		7.7 ~ 12.5	7.2 ~ 9.6	4.5 ~ 7.0	4.5 ~ 7.0	6.5 ~ 9.5	4.5 ~ 7.0
血红蛋白（g/L）		100 ~ 190	120 ~ 175	110 ~ 165	80 ~ 150	70 ~ 155	110 ~ 180
血小板（10^9/L）		500 ~ 1000	500 ~ 1000	680 ~ 870	380 ~ 520	100 ~ 500	100 ~ 600
白细胞总数（10^9/L）		6 ~ 10	6 ~ 15	3 ~ 12	7 ~ 11	14 ~ 19	9 ~ 13
白细胞分类（%）	嗜中性	12 ~ 14	9 ~ 34	22 ~ 50	26 ~ 52	44 ~ 82	62 ~ 80
	嗜酸性	0 ~ 5	1 ~ 6	5 ~ 12	1 ~ 4	2 ~ 11	2 ~ 24
	嗜碱性	0 ~ 1	0 ~ 1.5	0 ~ 2	1 ~ 5	0 ~ 0.5	0 ~ 2
	淋巴	54 ~ 85	65 ~ 84	36 ~ 64	30 ~ 82	15 ~ 44	10 ~ 28
	大单核	0 ~ 15	0 ~ 5	3 ~ 13	1 ~ 4	0.5 ~ 0.7	3 ~ 9

注：kPa 值与 mmHg 值的换算：kPa 值 × 7.5 = mmHg 值。

表5-2　实验动物常用生化参数

指标	小鼠	大鼠	豚鼠	家兔	犬
体重（g）	18~25	120~200	300~500	1500~2500	5000~15000
总血量（%体重）	7	7	5.8	5.4	5.8
血糖（mg%）	147~171	91~124	95~151	112~156	78~110
总蛋白（g%）	5.2~5.7	6.9~7.9	5.0~5.6	6.0~8.3	6.3~8.1
清蛋白（g%）	1.6~1.7	2.6~3.5	2.8~3.9	4.1~5.0	3.4~4.5
球蛋白（g%）	3.5~4.1	3.3~5.0	1.8~2.5	1.89~3.26	2.0~3.7
清蛋白/球蛋白	0.69~1.2	0.68~1.41	0.84~1.2	0.86~2.33	0.5~13.0
甘油三酯（mmol/L）	—	0.452~0.565	0.451~1.197	1.4~1.761	0.802
胆固醇（mmol/L）	2.41~3.63	0.85~2.12	0.47~1.68	0.37~1.74	3.16~5.88
胆红素（μmol/L）	11.29~13.68	0.00~10.94	3.76~6.67	4.45~6.16	1.88~6.16
谷丙转氨酶（GPT）（U/L）	—	17.5~52	—	34~37.6	12~38
门冬氨酸转氨酶（AST）（U/L）	—	45.7~200	—	178.3~191.7	19~41
碱性磷酸酶（ALP）（U/L）	11.43~26.16	66.6~111	60.34~70.26	—	5.7~17.8
尿素氮（mmol/L）	4.78~9.52	3.45~14.99	5.59~11.27	3.27~16.07	2.71~7.93
肌酐（μmol/L）	44.20~91.05	29.17~53.93	87.52~156.47	70.72~256.37	88.40~150.28
尿量（mL/24h）	1~3	10~15	15~75	40~100	65~400

表5-3　实验动物肠道各部分的长度

类别	单位	全长	小肠	盲肠	大肠
犬	m	2.2~5.0	2.0~4.8	0.12~0.15	0.6~0.8
猫	m	1.2~17	0.9~1.2	0.30~0.45	0.30~0.45
家兔	cm	98.2~101.8	60.1~61.7	10.8~11.4	27.3~28.7
豚鼠	cm	98.5~102.7	58.4~59.6	4.3~4.9	35.8~37.2
大鼠	cm	99.4~100.8	80.5~81.1	2.7~2.9	16.2~16.8
小鼠	cm	99.3~100.7	66.5~77.3	3.4~3.6	9.4~19 8
猪	m	18.2~25.0	15.0~21.0	0.2~0.4	3.0~3.5

表 5 - 4　实验动物脏器平均重量

动物种	平均体重（g）	肝脏（%）	脾脏（%）	肾脏（%）	心脏（%）	肺脏（%）	脑（%）	甲状腺（%）	肾上腺（%）	垂体（%）	睾丸（%）
小鼠	20~25	5.18	0.38	0.88	0.50	0.74	1.42	0.01	0.0168	0.0074	0.5989
大鼠	201~300	4.07	0.43	0.74	0.38	0.79	0.29	0.0097	♂0.015 ♀0.023	♂0.0025 ♀0.0041	0.87
豚鼠	361.5	4.80	0.15	0.86	0.37	0.67	0.92	0.0161	0.0512	0.0026	0.5255
家兔 ♂	2900	2.09	0.31	0.25	0.27	0.60	0.39	0.0310	0.011	0.0017	0.174
家兔 ♀	2975	2.52	0.30	0.25	0.29	0.43	0.35	0.0202	0.0089	0.0010	
金黄地鼠	120	5.16	0.46	0.53	0.47	0.61	0.88	0.006	0.02	0.03	0.81
犬	13000	2.94	0.54	0.30	0.85	0.94	0.59	0.02	0.01	♂0.0007 ♀0.0008	0.2
猫	3300	3.59	0.29	1.07	0.45	1.04	0.77	0.01	0.12		—
猕猴 ♂	3300	2.66	0.29	0.61	0.34	0.53	2.78	0.001	0.02	0.0014	0.5422
猕猴 ♀	3600	3.19	0.29	0.70	0.29	0.79	2.57	0.001	0.03	0.0014	

表 5 - 5　实验动物用生理溶液的成分和配制

成分及贮备液浓度	每1000mL 所需量					
	生理盐水 Nomal saline	任氏液 Ringer's	任洛液 Ringer-Locke's	台氏液 Tyrode's	克氏液 Kreb's	戴雅隆液 De Jalor's
NaCl 0.9%	9g 153.99mmol	6.5g 111.21mmol	9g 153.99mmol	8g 136.88mmol	6.9g 118.06mmol	9g 153.99mmol
KCl 10%		1.4ml 0.14g 1.88mmol	4.2ml 0.42g 5.63mmol	2.0ml 0.20g 2.68mmol	3.5ml 0.35g 4.69mmol	4.2ml 0.42g 5.63mmol
$MgSO_4 \cdot 7H_2O$ 10%				2.6ml 0.26g 0.96mmol	2.9ml 0.29g 1.07mmol	
$NaH_2PO_4 \cdot 2H_2O$ 5%		0.13ml 0.0065g 0.042mmol		1.3ml 0.065g 0.042mmol		
KH_2PO_4 10%					1.6ml 0.16g 1.18mmol	
$NaHCO_3$		0.2g 2.38mmol	0.5g 5.95mmol	1g 11.9mmol	2.1g 24.99mmol	0.5g 5.95mmol
$CaCl_2$ 1mol/L		1.08ml 0.12g 2.16mmol	2.16ml 0.24g 4.32mmol	1.8ml 0.20g 3.60mmol	2.52ml 0.28g 5.06mmol	0.54ml 0.06g 1.08mmol

续表

成分及贮备液浓度	每1000mL 所需量					
	生理盐水 Nomal saline	任氏液 Ringer's	任洛液 Ringer – Locke's	台氏液 Tyrode's	克氏液 Kreb's	戴雅隆液 De Jalor's
葡萄糖		2g 11.1mmol	1g 5.5mmol	1g 5.5mmol	2g 11.1mmol	0.5g 2.77mmol
通气		空气	O_2	O_2 或空气	$O_2+5\%CO_2$	$O_2+5\%CO_2$
用途	哺乳类小量静脉注射	用于蛙类器官组织	用于哺乳类心脏等	用于哺乳类肠肌等	哺乳类、鸟类各种组织	大鼠子宫

注：1. 配制含氯化钙的溶液时，必须将氯化钙单独溶解，充分稀释，然后才能与其他成分配成的溶液相混合，否则可能导致碳酸钙或磷酸钙沉淀析出。

2. 葡萄糖应在临用前加入以免滋生细菌。

3. 每种溶液成分均列出所含成分质量（g）、毫摩尔（mmol）、储备液毫升数（mL）。

各　论

第六章　药物毒性试验及安全性试验

　　药物毒性试验的目的在于了解药物毒性的程度、性质、发展过程、所造成的毒害是否可逆，以及其发生机理和防治措施等，对指导临床合理用药，预测新药的安全性是不可缺少的环节，也是研制新药的基本要求。

　　中药与西药毒性试验的方法基本相同，根据给药时间的长短和观察目的不同，可分成急性毒性试验、长期毒性试验和特殊毒性试验三种，有些药物或中药（制剂）尚须进行安全限度试验等。本章着重介绍急性毒性试验、长期毒性试验。

第一节　急性毒性试验

　　急性毒性试验是指观察一次大剂量给药后动物在短时间内所出现的剧烈的毒性反应和死亡情况。动物毒性的大小，常用致死量（Lethal dose，LD）来表示，因为动物死亡与否易于观察，指标客观且容易掌握，致死量的测定也较准确。一般说来，致死量与毒性成反比，即致死量愈小，毒性愈大；相反，致死量愈大，毒性愈小。药物致死量的表示方法有三种，即最小致死量（MLD）、半数致死量（LD_{50}）和全致死量（LD_{100}），其中以半数致死量最常用。

一、半数致死量（LD_{50}）的测定

　　LD_{50}含义是：能使半数（50%）实验动物死亡的剂量。LD_{50}的测定较简单，重复性和稳定性都较好，是标志动物急性中毒程度的重要参数。与LD_{50}测定方法相似的还有"半数有效量"，用ED_{50}表示，其含义为：半数实验动物产生阳性反应的剂量。LD_{50}/ED_{50}为治疗指数，是衡量药物安全范围的指标，一般认为，$LD_{50}/ED_{50} > 3$才有实用价值。

LD_{50}有多种测定方法，现在常用的有加权几率单位法（Bliss 法）和改进寇氏（Kärber）法等。其中公认最精确而且新药审批推荐使用的为 Bliss 法，为一种几率单位逐步加权直线回归法，其严谨精确，适应性强，提供的信息量大（除LD_{50}外，尚有LD_5和LD_{95}等），但其计算过程较为繁杂；而改进寇氏（Kärber）法计算公式简单、计算方便，适用于LD_{50}和ED_{50}的测定计算。它们虽各有特点，实验设计也不完全相同，但均应遵循下列原则：

1. 动物　常选用体重 18～22g 的健康小鼠（同次实验体重相差不超过 4g），也可用大白鼠，大鼠体重一般为 120～150g（同次实验体重相差不超过 10g）。

动物雌雄各半，若临床为单性别用药，则应采用相对应的单一性别动物。通常采用成年动物，若受试药拟用于儿童，则可考虑采用幼年动物。

2. 实验分组　除设受试药的不同剂量组外，应设空白组（给生理盐水）。

3. 给药途径及给药容积　一般要求使用两种给药途径，其中一种应与拟临床给药途径一致。灌胃给药时应先禁食不禁水，小鼠一般每次不超过 40mL/kg；大鼠一般每次不超过 20mL/kg。给药次数为 1 次或 1 日内连续 2～3 次，以观察短期内所产生的不良反应。

4. 观察期限和指标　一般给药后观察 14 天，如果毒性反应出现较慢，应适当延长观察期限。

观察期间应逐日观察记录动物的体重变化、饮食、外观、行为、分泌物、排泄物、中毒反应（包括症状、严重程度、起始时间、持续时间、是否可逆）及死亡情况等，对死亡动物应及时进行大体解剖，其他动物在观察期结束后也要进行大体解剖，肉眼检查，当发现实验动物器官有体积、颜色、质地等改变时，则应对有上述改变的器官进行组织的病理学检查。

5. 预实验　正式实验前，均应先用少数动物进行预实验，测出该受试药物引起 0%和 100%死亡率的致死量范围，然后才安排正式实验。正式实验组数 Bliss 法不得少于 2个剂量组，Kärber 法不得少于 3 个剂量组，每组动物为 10～20 只。

6. 资料分析报告　报告LD_{50}时须注明动物的品种及其体重范围、给药途径、观察时间、计算方法。除算出LD_{50}外，还应计算LD_{50}的标准误和可信限等。最后常以LD_{50}±可信限的形式作出报告。

以下介绍常用的改进寇氏法和简化几率单位法（用小白鼠试验）。

（1）改进寇氏（Kärber）法　实验方法分两步进行：

①预实验：先用少量动物进行预实验，动物应空腹（下同），其目的是为了找出引起 0%（D_n）和 100%（D_m）死亡率剂量，以便设计正式实验。预实验可用 6～9 只小白鼠进行，随机分为 3 组，组间剂量一般以 1：0.6 或 1：0.7 为宜。灌胃或腹腔注射给药量以 0.2mL/10g 体重为度。直到找出 D_n 和 D_m 后，按下述步骤进行正式实验。

②正式实验：在预试测得 D_n 和 D_m 的范围内选择几个剂量组，一般用 4～6 组，最多10 组，最少 3 组。组数愈少、准确性愈差。各组动物数要求相等，至少 10 只（动物分组时应注意分层随机均匀化的原则）。本实验要求最大反应率为 100%，最小反应率

0%，或至少反应率接近 100% 或 0%。组间剂量比值（$1:K$）应相等，常用 $1:0.8$ 或 $1:0.7$。为节省时间亦可按表 6-1 根据预试测得的 D_m/D_n 值来选择分组数和剂量比值。

表 6-1　选择分组及剂量比值简表

剂量比值（$1:K$）	$K=0.6$	0.65	0.7	0.75	0.8	0.85	0.88	0.9
2 倍左右	—	—	—	3~4组	4组	5~6组	6~7组	7~8组
3 倍左右	—	3~4组	4组	4~5组	5组	6~8组	9组	—
4 倍左右	3~4组	4~5组	5组	5~6组	7~8组	9组		
5 倍左右	4~5组	5~6组	6组	7~8组	9组	10组		
10 倍左右	5~6组	6~7组	8组	9~10组	10组			
14 倍左右	6~7组	7组	8~9组	10组				

（最高和最低致死量相差的倍数（D_m/D_n））

剂量算出和分组完成后，按组以不同剂量给药。为了能得到理想的结果，最好从中间剂量开始给药，以便从最初几组动物给药后的反应来判断两端剂量是否合适，便于调整剂量和组数。给药后应逐日观察，记录中毒反应、死亡数。死亡情况及计算记录在表 6-2 中。

表 6-2　改进寇氏（Kärber）法急性毒性试验结果记录及计算（$n=$　，$K=$　）

组别	剂量 g/kg（D）	lg$D$（X）	死亡数	死亡率（P）	P^2	$P-P^2$
1						
2						
3						
4						
5						

$$X_m = \quad ; \sum P = \quad ; \sum(P-P^2) = \quad ; i =$$

注：X_m 为最大剂量的对数；P 为各组动物数的死亡率（不以% 表示，以小数点表示）；$\sum P$ 为各组动物死亡率的总和；i 为相邻两组剂量（D）对数值之差，即 $\lg D_3 - \lg D_2 = \lg D_2 - \lg D_1$；n 为每组动物数；K 为各组间剂量比值。

按 Bärber 法进行计算：

$$\lg LD_{50} = X_{50} = X_m - i\left(\sum P - 0.5\right) \tag{6-1}$$

$$则\ LD_{50} = \lg^{-1} X_{50} \tag{6-2}$$

$\lg LD_{50}$ 的标准差 $S_{X_{50}}$ 的计算如下：

$$S_{X_{50}} = i\sqrt{\frac{\sum(P-P^2)}{n}} \tag{6-3}$$

LD_{50} 的可信限 $= \lg^{-1}(X_{50} \pm 1.96 S_{X_{50}})$　(6-4)

LD_{50} 的平均可信限 $=(LD_{50}高限 - LD_{50}低限)/2$　（$P=0.95$）　(6-5)

例：解磷定腹腔注射给药 LD_{50} 的测定（Bärber 法）。

用少量小鼠进行预试验，找出引起 0% （D_n）和 100% （D_m）死亡率剂量。

取体重 18～22g 小鼠 50 只，雌雄各半，随机分成 5 组，每组 10 只，按表中剂量腹腔注射解磷定（PAM）溶液，组间剂量比为 1 : 0.8，14 天内的死亡率见表 6 - 3，用 Bärber 法计算半数致死量（LD_{50}）、标准差（$S_{X_{50}}$）和 95% 可信区间。

表 6 - 3　小鼠腹腔注射 PAM 溶液急性毒性试验结果及计算（$n = 10$，$K = 0.8$）

组别	剂量（mg/kg）	对数剂量	死亡动物（只）	死亡率（P）	P^2
1	300	2.48	10	1	1
2	240	2.38	8	0.8	0.64
3	192	2.28	5	0.5	0.25
4	154	2.18	3	0.3	0.09
5	123	2.08	0	0	0
				$\sum P = 2.6$	$\sum P^2 = 1.98$

计算 LD_{50}：

$X_m = 2.48$，$i = 0.10$，$\sum P = 2.6$

将数据代入公式（6 - 2）

$$LD_{50} = \lg^{-1} [2.48 - 0.10 \times (2.6 - 0.5)]$$
$$= \lg^{-1} 2.27$$
$$= 186.21 \text{mg/kg}$$

计算 LD_{50} 的标准差：

$n = 10$，$\sum P^2 = 1.98$

将数据代入公式（6 - 3）

$$S_{\lg LD_{50}} = 0.10 \sqrt{\frac{2.6 - 1.98}{10 - 1}} = 0.026$$

计算 LD_{50} 的 95% 可信区间：

将数据代入公式（6 - 4）

$$\lg^{-1} (\lg 186.21 \pm 1.96 \times 0.026) = \lg^{-1} 2.219 \sim \lg^{-1} 2.321$$
$$= 165.59 \sim 209.41 \text{mg/kg}$$

即 PAM 对小鼠腹腔注射的 LD_{50} 为 186.21mg/kg，95% 可信区间为 165.59 ～ 209.41mg/kg，也可表示为 186.21 ± 21.91mg/kg（$P = 0.95$）。

（2）简化几率单位（Bliss）法　本法可计算 LD_{50}，还可计算 LD_5 和 LD_{95}。

本法与 Kärber 法相似，也要求剂量按等比级数排列，剂量间的比值也常用 1 : 0.7 ～ 1 : 0.8。也需要进行预试，从而调节剂量，使半数组的反应率在 10% ～ 50% 之间，另一半数组的反应率在 50% ～ 90% 之间。正式实验时剂量组数可用 2～5 组，各组动物数应相等；小白鼠每组 10～20 只，较大动物每组至少也应有 5 只。

剂量算出和分组完成后，按组以相应剂量给药。给药后应逐日观察 14 天，记录中毒反应、死亡数。死亡情况及相关指标记录在表6-4中。

表6-4　**Bliss 法急性毒性试验结果记录及计算**（$K=$　）

组别	动物数 (n)	剂量 g/kg（D）	lgd (X)	死亡数 (只)	死亡率% (P)	几率单位 (y)	权重系数 (Wc)	权重 (W)
1								
2								
3								
4								
						$\Sigma y =$		$\Sigma W =$

按 Bliss 法计算出 LD_{50}、标准差和95%可信限。

计算公式如下：

用2个剂量组时，

$$LD_K = \lg^{-1}\left[\frac{i(yK-y_1)}{y_2-y_1}+\frac{i}{2}+X_1\right] \tag{6-6}$$

$$S_{X_K} = \frac{i}{(y_2-y_1)^2}\sqrt{\frac{4\,(yK-\bar{y})^2+(y_2-y_1)^2}{\Sigma W}} \tag{6-7}$$

用3个剂量组时，

$$LD_K = \lg^{-1}\left[\frac{2i(yK-\bar{y})}{y_3-y_1}+X_2\right] \tag{6-8}$$

$$S_{X_K} = \frac{2i}{(y_3-y_1)^2}\sqrt{\frac{6\,(yK-\bar{y})^2+(y_3-y_1)^2}{\Sigma W}} \tag{6-9}$$

用4个剂量组时，

$$LD_K = \lg^{-1}\left[\frac{10i(yK-\bar{y})}{3(y_4-y_1)+(y_3-y_2)}+\frac{i}{2}+X_2\right] \tag{6-10}$$

$$S_{X_K} = \frac{10i}{[3(y_4-y_1)+(y_3-y_2)]^2}\sqrt{\frac{80\,(yK-\bar{y})^2+[3(y_4-y_1)+(y_3-y_2)]^2}{\Sigma W}} \tag{6-11}$$

用5个剂量组时，

$$LD_K = \lg^{-1}\left[\frac{10i(yK-\bar{y})}{2(y_5-y_1)+(y_4-y_2)}+X_3\right] \tag{6-12}$$

$$S_{X_K} = \frac{10i}{[2(y_5-y_1)+(y_4-y_2)]^2}\sqrt{\frac{50\,(yK-\bar{y})^2+[2(y_5-y_1)+(y_4-y_2)]^2}{\Sigma W}} \tag{6-13}$$

以上 LD_K 中方括号内容为 $\lg LD_K$ 以 X_K 示，即 $LD_K = \lg^{-1}X_K$

$$LD_K \text{的可信限} = \lg^{-1}(X_K \pm 1.96S_{X_K})\ (P = 0.95) \tag{6-14}$$

$$LD_K \text{的平均可信限} = (LD_K \text{高限} - LD_K \text{低限})\ /2\ (P = 0.95) \tag{6-15}$$

$$LD_K \text{的平均可信限率} = (LD_K \text{高限} - LD_K \text{低限})\ /2LD_K\ (P = 0.95) \tag{6-16}$$

注：在以上各式中，X 为剂量的对数（从 X_1 至 X_n 量渐大），P 为剂量反应率，Y 为剂量组反应率转化成几率的单位数，n 为每组动物数，W 为权重（权重系数 W_C × 每组动物数 n），i 为剂量间的对数，X_k 为 LD_k 的对数。

几率单位（y）和权重系数（W_C）由表 6-5 查得。

表 6-5　百分率、几率单位和权重系数表

%	0	1	2	3	4	5	6	7	8	9
0	—	2.67	2.95	3.12	3.25	3.36	3.45	3.35	3.59	3.66
	—	0.071	0.121	0.159	0.194	0.225	0.252	0.276	0.301	0.322
10	3.72	3.77	3.83	3.87	3.92	3.96	4.01	4.05	4.08	4.12
	0.343	0.360	0.379	0.395	0.412	0.425	0.442	0.455	0.467	0.478
20	4.16	4.19	4.23	4.26	4.29	4.33	4.36	4.39	4.42	4.45
	0.490	0.500	0.512	0.520	0.529	0.540	0.548	0.555	0.503	0.570
30	4.48	4.50	4.53	4.56	4.59	4.61	4.64	4.67	4.69	4.72
	0.576	0.581	0.587	0.593	0.599	0.602	0.608	0.512	0.615	0.618
40	4.75	4.77	4.80	4.82	4.85	4.87	4.90	4.92	4.95	4.97
	0.622	0.624	0.627	0.629	0.631	0.633	0.634	0.635	0.636	0.636
50	5.00	5.03	5.085	5.05	5.10	5.13	5.15	5.18	5.20	5.23
	0.637	0.636	0.636	0.635	0.634	0.633	0.631	0.629	0.627	0.624
60	5.25	5.28	5.31	5.33	5.36	5.39	5.14	5.44	5.47	5.50
	0.622	0.618	0.615	0.612	0.608	0.602	0.599	0.593	0.578	0.581
70	5.52	5.55	5.58	5.61	5.64	5.67	5.17	5.74	5.77	5.81
	0.576	0.570	0.568	0.555	0.548	0.540	0.529	0.520	0.512	0.500
80	5.84	5.88	5.92	5.55	5.99	6.04	6.08	6.13	6.18	6.23
	0.490	0.478	0.467	0.455	0.442	0.425	0.412	0.395	0.379	0.360
90	6.28	6.34	6.41	6.48	6.55	6.64	6.75	6.88	7.05	7.33
	0.343	0.322	0.301	0.276	0.252	0.225	0.194	0.159	0.121	0.071

注：上行：几率单位，下行：权重系数。

例：厚朴注射液腹腔注射给药 LD_{50} 的测定（Bliss 法）。

用少量小鼠进行预试验，找出引起 0%（D_n）和 100%（D_m）死亡率剂量。

取体重 18~22g 小鼠 40 只，雌雄各半，随机分成 4 组，每组 10 只，按表 6-6 中剂量腹腔注射厚朴注射液，组间剂量比为 1∶0.8，14 天内的死亡率如下，用 Bliss 法计算

LD_{50}、$S_{X_{50}}$和95%可信区间。

①将原始资料转化后填入表6-6：

表6-6　小鼠腹腔注射厚朴注射液急性毒性试验结果及计算（$K=0.8$）

组别	动物数 （n）	剂量 g/kg（D）	lgd （X）	死亡数 （只）	死亡率% （P）	几率单位 （y）	权重系数 （Wc）	权重 （W）
1	10	4.25	0.6281 （X_1）	1	10	3.72 （y_1）	0.343	3.43
2	10	5.31	0.7251 （X_2）	3	30	4.48 （y_2）	0.576	5.76
3	10	6.64	0.8222 （X_3）	5	50	5.00 （y_3）	0.637	6.37
4	10	8.30	0.9191 （X_4）	9	90	6.28 （y_4）	0.343	3.43
组数 n=4						$\sum y =$ 19.48		$\sum W =$ 18.99

②计算：

剂量间比值的对数 $i=0.0967$，50%的几率单位 $y_k=5$，$\bar{y}=\sum y/N=19.48/4=4.87$，剂量组数 $n=4$，

将数据代入公式（6-10）：

$$LD_{50} = \lg^{-1}\left[\frac{10 \times 0.0969(5-4.87)}{3(6.28-3.72)+(5.00-4.48)} + \frac{0.0969}{2} + 0.7251\right]$$

$$= \lg^{-1}\left[\frac{0.969 \times 0.13}{8.2} + 0.04845 + 0.7251\right]$$

$$= \lg^{-1}0.7889 = 6.15(\text{g/kg})$$

将数据代入公式（6-11）：

$$S_{X_{50}} = \frac{10 \times 0.0969}{[3(6.28-3.72)+(5.00-4.48)]^2}\sqrt{\frac{80(5.00-4.87)^2+[3(6.28-3.72)+(5.00-4.48)]^2}{18.99}}$$

$$= \frac{0.969}{8.2^2}\sqrt{\frac{80 \times 0.13^2 + 82^2}{18.99}}$$

$$= 0.02739$$

X_{50}为$\lg LD_{50}$，将数据代入公式（6-14）：

$$LD_{50}可信限 = \lg^{-1}(0.7889 \pm 1.96 \times 0.02739)$$

$$= \lg^{-1}(0.7889 \pm 0.0537)$$

$$= 5.44 \sim 6.96 (\text{g/kg})$$

即厚朴注射液对小鼠腹腔注射的 LD_{50} 为 6.15g/kg，95%可信区间为 5.44～6.96g/kg，也可表示为 6.15±0.76（g/kg）（$P=0.95$）。

二、最大给药量测定（安全限度试验）

很多药物，特别是一些中药单方或复方，灌胃给药毒性较小，最大浓度、最大体积给药均无法测出 LD_{50}，这时则可用最大给药量的测定来观察这些药物对动物的急性毒性，测定其能达到人临床用量的多少倍，从而对其安全性作出初步评估，为临床应用提供科学依据，也为开展药效学的实验研究提供给药剂量依据。

实验动物常用小鼠，雌雄各半，随机分为 2 组，分别为给药组和对照组（给生理盐水），每组不得少于 20 只。

选用拟临床应用的给药途径，以动物能耐受的最大浓度、最大体积的给药量，一次或一日内连续 2~3 次给药，给药后连续观察 14 天，详细记录动物反应情况，以死亡为观察指标，第 15 天处死全部动物，解剖，肉眼观察心、肝、脾、肺、肾等重要器官，并与对照组比较是否有明显差异。以动物不死亡的最大总剂量为最大给药量。

计算出最大给药量相当于人临床用药量的倍数，若测得药物最大给药量为人临床用量的 100 倍以上，可视为该药短期应用安全。

例： 盾叶秋海棠干燥根茎的乙醇提取物灌胃给药最大给药量的测定。

取小白鼠 60 只，雌雄各半，18~22g，随机分为 2 组，分别为给药组和对照组（生理盐水组），每组 30 只。

对照组以生理盐水按 0.3mL/10g 灌胃，3 次/12h；给药组以盾叶秋海棠干燥根茎的乙醇提取物（ALE）混悬液按 0.3mL/10g 灌胃（提取物给药剂量以干燥原生药 50g/kg，相当于 ALE 3.865g/kg，供试药液达最大可配制浓度），3 次/12h。

观察 14 天，动物全部存活，但在第 2 天，与对照组比较，给药组少数动物出现活动减少、食量减少等不良反应，第 3 天逐渐恢复正常。第 15 天处死全部动物，解剖，肉眼观察未发现对照组与给药组动物内脏器官有明显差异。

ALE 以灌胃给药，小鼠的最大给药量（MAD）为 $3 \times 3.865g/(kg \cdot 12h)$ ［相当于盾叶秋海棠干燥原生药 $3 \times 50g/(kg \cdot 12h)$］，而盾叶秋海棠药材的临床口服剂量为干燥原生药 15g/24h，小鼠平均体重以 20g 计，人平均体重以 60kg 计，计算出小鼠灌胃给药的 MAD 相当于临床人口服用药量的 200 倍以上，说明 ALE 短期口服给药安全范围较大。

第二节 长期毒性试验

长期毒性试验是重复给药的毒性试验的总称，主要是观察动物因连续给药所产生的毒性反应、中毒时首先出现的症状及停药后组织和功能损害的发展和恢复情况，并推测临床毒性的靶器官和靶组织，它是非临床安全性评价的重要内容。

1. 本实验的主要目的

（1）预测受试物可能引起的不良反应（包括性质、程度、量-效关系、时-效关系、可逆性）。

（2）推测受试物重复给药的临床毒性靶器官和靶组织。

（3）预测临床试验时的剂量和重复给药剂量的安全范围。

（4）提示临床试验时应重点监测的指标。

（5）为临床试验中的中毒解救方案提供参考依据。

2. 本实验的具体要求

（1）动物：一般需用两种，包括啮齿类和非啮齿类动物。啮齿类常用大鼠，年龄为 6～9 周，数量按毒性实验给药时间的长短而定，一般要求每剂量组至少 20 只，雌雄各半。若毒性实验给药时间超过 90 天，每剂量组动物数要求加倍。非啮齿类动物常用 Beagle 犬，年龄为 6～12 个月，一般要求每剂量组至少 6 只，雌雄各半，对照组和实验组动物数应相等。也可用猴。

当受试药在临床拟用于单性别时，可采用相应性别的动物。必要时，实验动物可选用疾病模型动物。

（2）给药途径和方法：给药途径应与推荐临床试验的途径一致，每天定时给药一次，连续给药在 3 个月或以上者，可每周给药 6 天。

口服药应采用灌胃法。若将受试药混在饲料、水中给药，则要保证每只动物按规定量在一定时间内食入。

特殊类型的受试药由于其毒性特点和临床给药方案等原因，应根据具体情况设计实验给药方案。

（3）给药期限：给药期限的长短，通常与拟定临床疗程、适应证、用药人群等相关。

应充分考虑预期临床的实际疗程，如：

临床单次给药的，给药 2 周的长期毒性试验可支持其 Ⅰ、Ⅱ、Ⅲ 期临床试验。

临床疗程不超过 2 周的，给药 1 月的长期毒性试验可支持其 Ⅰ、Ⅱ、Ⅲ 期临床试验。

临床疗程超过 2 周的，给药 1 月的长期毒性试验可支持其 Ⅰ 期临床试验。

临床疗程不超过 1 个月的，给药 1 月的长期毒性试验可支持其 Ⅱ 期临床试验；给药 3 月的长期毒性试验可支持其 Ⅲ 期临床试验。

临床疗程不超过 3 个月的，给药 3 月的长期毒性试验可支持其 Ⅱ 期临床试验；给药 6 月的长期毒性试验可支持其 Ⅲ 期临床试验。

临床疗程不超过 6 个月的，给药 6 月的长期毒性试验可支持其 Ⅱ 期临床试验。

（4）给药剂量：一般设三个剂量（高、中、低）组和一个对照组（溶媒或赋形剂），必要时还可设空白对照组。

低剂量应高于药效学实验的有效低剂量，中剂量应高于药效学实验的高剂量，高剂量组应有部分动物出现毒性反应或死亡（死亡数不超过百分之二十），对于毒性较小的中药，可采用最大给药量。

若受试药在实验动物的饲料或饮水中给予时，应充分保证受试药的均匀性、稳定性和实验动物的定量摄入，并应根据实验动物的生长和体重变化等情况，适当调整受试药在饲料或饮水中的浓度（剂量）。

受试药以局部给药时，应保证给药剂量的准确性及其与给药部位充分接触的时间。

（5）检测项目：一般状况观察，如外观体征、行为活动、腺体分泌、呼吸、粪便性状、食量和体重变化（每 7～10 天称重一次，并根据体重调整给剂药量）、给药局部反应。

血液学指标，给药完毕后 24 小时处死动物取血做血象检查：红细胞或网织红细胞计数、血红蛋白量、血小板、白细胞总数及其分类等。

血液生化指标，肝功能、碱性磷酸酶（ALP）、总蛋白（TP）、白蛋白（ALB）、血糖（GLU）、总胆红素（T－BIL）、总胆固醇（T－ch）、肾功能等。

非啮齿类动物还应进行体温、眼科、尿液、心电图检查等。

系统尸解和组织病理学检查，对重要内脏器官（如：心、肝、脾、肺、肾、脑、胃、小肠、大肠、垂体、脊髓、骨髓、淋巴结、膀胱、睾丸、附睾、子宫、卵巢、肾上腺、甲状腺及给药局部组织等）的肉眼观察和病理形态学检查，必要时还需增加其他器官指标。

（6）观察指标的时间和次数：应根据试验期限的长短和受试药特点而确定试验期间观察指标的时间和次数，原则上应尽早、及时发现出现的毒性反应。

长期毒性试验应在给药结束时留存部分动物进行恢复期观察，以了解毒性反应的可逆程度和可能出现的延迟性毒性反应。恢复期观察期间，除不给受试药外，其他观察内容与给药期间相同。

在试验期间，对濒死或死亡动物应及时检查并分析原因。

（7）资料整理：按要求写明实验题目、实验材料［受试药、试剂（来源、批号）、仪器、动物（来源、品系、合格证号）］、实验方法、实验结果，将所得到的实验数据以平均数±标准差（$\bar{x}\pm S$）列出，并以设计合理的统计图表显示给药前后的各种测定值，进行统计学处理，作出恰如其分地评价。尾页要写明实验研究单位、实验负责人姓名和参加实验人员的姓名，原始资料存放地点以及实验的联系人和实验开始和结束日期，以便查阅。

第三节　特殊毒性试验

药物的特殊毒性（如：致突变性、致癌性、致畸性、依赖性和生殖系统的其他毒性等）一般不易察觉，往往需要经过较长的潜伏期以后或在特殊的条件下，才会显露出来，虽发生率较低，但造成的后果较严重而且难以逆转。特殊毒性试验具体测定方法，请参阅有关专著，此处仅简介检测项目。

1. 致突变试验　要求做微生物回复突变试验；哺乳动物细胞培养染色体畸变试验和整体试验（常选用微核试验）。若是作用于生殖系统的药物，需进行动物显性致死试验。

2. 致癌试验　常用大鼠、小鼠、地鼠和家兔等动物。有短期致癌试验和长期致癌试验两种，试验分高、中、低剂量和对照等实验组，每组动物数雌、雄至少各在 50 只以上，给药周期大鼠为 24 个月以上，小鼠和地鼠 18 个月以上。除观察一般症状和体重变化外，在终止给药后需进行大体解剖和系统的病理学检查。

3. 致畸胎试验　常用孕大鼠、孕小鼠或孕兔进行，于胚胎的器官形成期给药，观察对子代的影响。

第四节　药物（制剂）安全性试验

为了保证药物制剂（如：注射剂）的质量，确保用药安全，除进行必要的理化检验外，还需从药理学的角度对制剂进行质量检查，保证某些有害杂质的含量和不良反应的强度不超过规定限度，这些检查统称为制剂的安全限度试验。通常包括刺激性试验、过敏性试验、降压物质检查、溶血性检查、热原检查和安全性的限度检查等项目。在实际工作中，对常规产品，常按药典或生产规程上的要求来决定检查项目，对新产品（如：中药新制剂），则应根据药品的性质和生产工艺特点来决定检查项目。

1. 刺激性试验　一般供皮下或肌肉注射的注射剂、滴眼剂、滴鼻剂和栓剂等均需进行刺激性试验。方法是将药物用于局部组织，观察是否会引起组织红肿、充血、变性或坏死等症状，以此了解该制剂的刺激性，为合理选择给药途径提供参考。

如：注射剂、滴眼剂的刺激性检查，常用家兔股四头肌法和家兔点眼法：

（1）家兔股四头肌法：本法适于肌肉注射剂的检查测试。取健康家兔两只，分别于一侧后肢股四头肌处（在后肢大腿前面）用碘酒、酒精消毒后，注射受试注射液 1.0~2.0mL；另一侧对应部位同法注射等容积灭菌生理盐水作为对照。进针角度以 30°~45° 为宜。至 48 小时家兔应健康如常，放血或由耳静脉注入空气处死，解剖取出股四头肌，纵向切开，观察注射部位肌肉组织的变化。

结果的判断，一般分为 6 级：

0 级（-）：阴性反应，无刺激性，即给药部位与对照部位肌肉组织无明显差异。

1 级（+）：可疑反应，给药部位肌肉组织充血，直径在 0.5cm 以下。

2 级（++）：轻度反应，给药部位肌肉组织充血，直径在 1cm 左右。

3 级（+++）：重度反应，给药部位肌肉组织红肿、发紫、光泽消失，可见坏死点。

4 级（++++）：严重反应，给药部位肌肉组织红肿、发紫、光泽消失、坏死范围直径 0.5cm 左右。

5 级（+++++）：极严重反应，给药部位肌肉组织红肿、发紫、光泽消失更重，并有大片坏死。

凡两只兔的平均反应级数在 2 以下者，可供肌注；如平均反应级数在 2~3 之间者应复试，或结合其他项目考虑其临床使用问题。

（2）家兔点眼法：取健康家兔一只，固定，观察眼结膜色泽和血管分布情况，然后将下眼睑拉成杯状，并用手指压住鼻泪管，于左、右眼内分别滴入 10mg/mL 的受试药液和生理盐水 1~2 滴（0.05~0.1mL），1 分钟后放开下眼睑，任药液自溢。观察给药后 30、60、90、120 分钟时结膜有无充血、水肿、畏光和流泪等现象。如无这些现象该药即为合格。本法适于滴眼剂和其他黏膜用药刺激性的测试。

2. 过敏性试验　过敏反应是一种病理性免疫反应，当致敏原（抗原）进入机体时，通过特殊机制，刺激机体产生相应的抗体。这种抗体附着在肥大细胞上，当同样的抗原再次进入机体时，与相应的抗体结合，促使肥大细胞释放组织胺等物质，从而引起局部水肿、呼吸困难、窒息、痉挛等，甚至休克和死亡。新注射剂必须进行过敏性试验。由于壮龄豚鼠对致敏原的反应最敏感，故常用其为实验动物。

取体重 300~400g 豚鼠 6 只，隔日肌肉注射受试药液 0.2~0.5mL，共 3 次，然后将它们均分为两组。第一组首次注射后的第 14 天由外颈静脉注射受试药液 1~2mL，或腹腔注射受试药液 2~3mL，观察注射后有无抓搔鼻、喷嚏、竖毛、抽搐、呼吸困难、大小便失禁、休克和死亡等反应。第二组于首次注射后的第 21 天同样以静脉或腹腔注射受试药液，并进行上述观察。如两组豚鼠均未出现明显的上述过敏现象，即可以认为受试药注射给药不会引起过敏反应。

3. 降压物质检查　药典中规定供注射用的生化制剂等，须经过降压物质检查。降压物质检查法是将一定量的供试品与一定量的组胺对照品轮流注入麻醉猫（或狗）的静脉，以比较两者引起血压下降的程度，从而判定供试品中降压物质的限度是否符合规定的一种方法。

4. 溶血性检查　许多中药（如：党参、桔梗、远志、三七、人参、金银花等）含有皂苷，可能具有溶血作用。为了保证用药安全，中药注射剂，尤其是静脉注射途径给药，应作溶血性检查。在溶血性检查中还可观察供试品有无细胞凝集作用。

取家兔 1 只，自心脏取血 10~20mL 置三角烧瓶中，除去纤维蛋白后加入生理盐水 5~10mL 稀释，以 2000~2500rpm 离心，去上清液，再加适量生理盐水离心，如此反复 3~4 次，直至上清液呈无色澄明为止。按所得红细胞容积，用生理盐水配成 2% 的混悬液（即红细胞 2mL 加生理盐水至 100mL）。

取试管 7 支，按表 6-7 加入各种溶液。第 6 管不加供试溶液，以作为空白对照管；第 7 管也不加供试溶液，但用蒸馏水代替生理盐水，以作为完全溶血的阴性对照管。各管轻轻摇匀后，置 37℃ 水浴温育，1 小时后观察结果，记入表 6-7。

表 6-7　溶血性检查法

试剂（mL） \ 管号	1	2	3	4	5	6	7
供试品溶液	0.1	0.2	0.3	0.4	0.5	—	—
生理盐水	2.4	2.3	2.2	2.1	2.0	2.5	2.5（蒸馏水）
2% 红细胞混悬液	2.5	2.5	2.5	2.5	2.5	2.5	2.5
溶血结果							
红细胞凝集结果							

注：溶血或红细胞凝集用"+"表示；不溶血或红细胞不凝集用"-"表示。

结果判断：

全溶血：溶液澄明为红色，管底无细胞残留。

部分溶血：溶液澄明为红色或棕色，管底有少量红细胞残留。

可疑溶血：溶液澄明为浅棕色（与第6管有差别），管底有红细胞残留。

无溶血：红细胞全部下沉，上层液体无色澄明。

红细胞凝集：虽不溶血，但出现红细胞凝集，振摇后红细胞不能分散。

凡1小时后第3管或第3管以前的各管出现溶血、部分溶血、可疑溶血或红细胞凝集反应的制剂，不宜作静脉注射用。

5. 热原检查　能引起机体产生发热反应的物质称为热原，其化学成分有蛋白质、酯多糖、核蛋白及其水解产物，其耐热性强，一般高压消毒无效。热原多是微生物（尤其是革兰阴性杆菌）及其代谢产物或死细胞，将其注射进入体内（特别是经由静脉注射进入血中），便能引起发热反应，重则昏迷，甚至危及生命。

供肌肉注射而容量不足2mL的注射剂，一般不作热原检查。但若是供静脉注射用的注射剂应当作热原检查。

附：热原反应试验

【实验目的】

学习热原测试方法和热原反应的判定。

【实验原理】

给家兔静脉注射一定剂量的供试品，在规定时间内，观察家兔体温升高情况，以确定供试品所含热原的限度是否符合规定。

【实验动物】

健康家兔，雌雄均可，雌兔应无孕，体重1.7～3.0kg。实验前7天开始用同一饲料喂养，保持体重，不使减轻，且精神状态、食欲和排便均保持正常。

注：（1）如上次供试品检测合格所用的同一家兔，休息2天以上即可供下次检测用。

（2）如上次供试品检测不合格的家兔，需休息2周以上，方可再用。

（3）两次使用的间隔时间超过3周，应视为未经预选的家兔，应重新进行预选。

（4）同一家兔用于一般药品的检测不应超过10次。

【器材与药品】

一次性无菌注射器及针头、肛门体温计；需检测热原反应的注射剂。

【实验方法】

1. 动物的预选：取家兔，实验前1～2天，在同一环境中停食2～3小时后用肛门体温计测量体温，每30分钟1次，共4次。如4次测得的体温均在38.3℃～39.6℃范围，而最高与最低温差又不超过0.4℃，即为合格。

2. 取合格家兔 8 只，实验当日停止喂食至少 2 小时以上，用肛门体温计测量体温。体温计插入肛门的深度各动物应相同，一般为 6cm；每隔 30~60 分钟测 1 次，共 2~3 次；同一动物体温差不能超过 0.2℃，取平均值作为该兔的正常体温。正常体温应在 38.3℃~39.6℃范围内，各兔正常体温之差不得超过 1.0℃。

3. 取测过正常体温的合格家兔 3 只，在测定其正常体温后 15 分钟内，自耳缘静脉缓慢注射供试药液（供试药液宜温热至约 37℃），通常为 1~2mL/kg。然后每隔 1 小时测试体温 1 次，共 3 次。以最高 1 次体温减去正常体温之差，即为该兔体温升高度数。如 3 只家兔中仅有 1 只的体温升高 0.6℃或 0.6℃以上或 3 只的体温均低于 0.6℃，但升高总和达 1.4℃以上（含 1.4℃）时，应另取 5 只家兔复测。

【实验结果】

若初试的 3 只家兔升高的体温均在 0.6℃以下，且体温升高总和不超 1.4℃，或复测的 5 只家兔中体温增高 0.6℃以上的不超过 1 只，而且合并初复测试 8 只家兔的体温增高总和不超 3.5℃时，即可以认为供试品符合不致热注射剂要求。

【注意事项】

（1）肛门体温计应精确校正，误差超过 1.5℃者不能使用；最好每只兔使用一只肛表，以减少误差。

（2）肛表前端涂抹液体石蜡或凡士林，插入方向先向下，后向上缓缓推进，插入深度各兔应相同。

（3）检测过程中为保持动物安静，应避免噪声、强烈光线的直射等干扰刺激；实验室温度最好保持在 15℃~25℃的恒温；捉拿家兔时一手抓颈背部，另一手托臀部，尽量避免引起挣扎。

（4）有些药品尚未规定热原检测的剂量，则可根据体重计算，约为临床 1 次用量的 3~10 倍。若经用后动物出现不良反应则可酌情减少剂量再试，但最少不少于人用量的 2 倍。

第七章　药理学实验

实验一　不同给药途径对药物作用的影响

【实验目的】

观察不同给药途径对药物作用的影响，认识给药途径与药物作用的关系。

【实验原理】

药物自给药部位进入全身血液循环的过程为吸收。生物利用度（吸收速度的快慢及吸收数量）直接影响药物的起效时间及强度。给药途径不同，则药物的生物利用度不同，因此给药途径是决定药物起效时间及强度的重要因素之一。

【实验动物】

小白鼠。

【器材与药品】

1mL注射器4支、灌胃针头、小鼠箱；12%硫酸镁溶液、0.4%戊巴比妥钠溶液、苦味酸。

一、硫酸镁不同给药途径对药物作用的影响

【实验方法】

1. 取小白鼠6只，18～22g，随机分为2组，每组3只，分别称重并编号。

2. 第一组小白鼠以10%硫酸镁溶液按0.1mL/10g腹腔注射给药，第二组小白鼠以12%硫酸镁溶液按0.1mL/10g灌胃给药。

3. 观察并记录各组小白鼠出现的症状，比较两组小白鼠有何不同。

【实验结果】

表7-1　不同途径给药对硫酸镁作用的影响

组别	给药途径	剂量（mg/kg）	活动	呼吸	肌张力	大便
1	腹腔注射					
2	灌胃					

二、戊巴比妥钠不同给药途径对药物作用的影响

【实验方法】

1. 取体重接近的小白鼠 8 只，随机分为 4 组，每组 2 只，分别称重并编号。观察正常小白鼠的活动情况及翻正反射。

2. 第一组小白鼠以 0.4% 戊巴比妥钠溶液按 0.1mL/10g 灌胃给药；第二组小白鼠以 0.4% 戊巴比妥钠溶液按 0.1mL/10g 皮下注射给药；第三组小白鼠以 0.4% 戊巴比妥钠溶液按 0.1mL/10g 腹腔注射给药；第四组小白鼠以 0.4% 戊巴比妥钠溶液按 0.1mL/10g 静脉注射给药。

3. 以小白鼠翻正反射消失为睡眠指标，翻正反射恢复为清醒指标，观察小白鼠睡眠出现快慢及维持时间。

【实验结果】

表 7-2　不同途径给药对戊巴比妥钠作用的影响

组别	给药途径	剂量 （mg/kg）	翻正反射消失时间 （min）	翻正反射恢复时间 （min）	睡眠维持时间 （min）
1	灌　胃				
2	皮下注射				
3	腹腔注射				
4	静脉注射				

【思考题】

为什么同一药物、同等剂量以不同途径给药后产生的效应不同？

实验二　有机磷农药中毒及解救

【实验目的】

观察有机磷农药中毒的症状，掌握有机磷农药中毒药物的解救方法，学习胆碱酯酶活力测定方法。

【实验原理】

有机磷农药能通过机体各种途径吸收，与体内胆碱酯酶牢固结合，使胆碱酯酶失去水解乙酰胆碱的能力，乙酰胆碱不能水解代谢而大量蓄积，导致中毒。在人或动物，其急性中毒症状包括 M 受体被激动后的 M 样症状和 N 受体被激动后的 N 样症状，以及中枢症状。解救药主要有 M 受体阻断剂阿托品和胆碱酯酶复活药解磷定、氯磷定等。阿托品可以缓解 M 样症状，使用解磷定（或氯磷定等）能使胆碱酯酶复活，全面缓解 M 样症状和 N 样症状，以及中枢症状。

【实验动物】

家兔，雌雄均可，体重 1~2kg。

【器材与药品】

5mL、10mL注射器，瞳孔卡尺，计时表，干棉球、酒精棉球，5%敌百虫溶液，0.1%硫酸阿托品溶液，2.5%解磷定溶液。

【实验方法】

1. 取家兔一只，称重，观察其活动、呼吸、心跳、唾液分泌、大小便、瞳孔大小、肌张力及有无肌震颤情况并记录。

2. 中毒。从耳缘静脉注射5%敌百虫溶液2mL/kg（剂量100mg/kg），注射完毕立即记录时间，密切观察并记录上述各指标的变化情况（如果20分钟后仍未出现中毒症状，可追加1/3剂量），按表7-3中观察项目逐项观察，等观察到明显中毒症状后，准备进行解救。

3. 解救

（1）耳缘静脉注射0.1%硫酸阿托品2mL/kg（剂量2mg/kg），观察有哪些症状得到缓解。

（2）耳缘静脉注射2.5%解磷定2mL/kg（剂量50mg/kg），观察哪些症状可以缓解或者消失。

4. 测定胆碱酯酶。于给毒前、中毒后解救前、给阿托品后及给解磷定后分别四次采取血样，测定胆碱酯酶活性力。

【实验结果】

表7-3　有机磷农药敌百虫中毒及解救情况

观测时间	观察指标						
	瞳孔	呼吸	唾液分泌	大小便	肌张力	肌震颤	胆碱酯酶活力
给药前							
静注敌百虫后							
静注阿托品后							
静注解磷定后							

【注意事项】

1. 敌百虫静脉注射刺激性大，故注射时应将家兔固定好，否则很难准确给药。

2. 耳缘静脉注射应从远心端开始。

【思考题】

1. 敌百虫中毒的机制是什么？分析其中毒症状。

2. 比较阿托品和解磷定解救中毒的效果，并联系实验结果分析其作用机制。

3. 是否还有其他方法测定血液中胆碱酯酶活力？

附：全血胆碱酯酶活力测定（纸片法）

【原理】

血中胆碱酯酶能催化乙酰胆碱水解为乙酸和胆碱。利用酸碱指示剂溴麝香草酚蓝的颜色变化，测定乙酸的生成量，即可反映胆碱酯酶的活力高低。活力越高分解乙酰胆碱越多，生成乙酸也越多，pH 就越低；反之，pH 越高。从而推算出胆碱酯酶的活力。

用指示剂溴麝香草酚蓝和乙酰胆碱配成乙醇溶液浸在滤纸上，当纸片遇血液时，血斑开始显示蓝色，以后逐渐由蓝色转变为红色。这是因为血液本身的 pH 值为 7.4 左右，使指示剂变蓝将血液的红色掩盖，随着酶反应的进行，乙酸产生使 pH 下降，指示剂颜色逐渐变化，即蓝色被血液红色掩盖，所以观察为红色。

【方法】

1. 取试纸片一块放在载玻片上，取一滴血样在试纸片中央，立即盖上盖玻片并压紧，使血滴均匀扩散成一近圆形斑点。

2. 将其置于 37℃ 恒温水浴箱中保温 20 分钟后取出，观察血片中央颜色，然后与标准比色板比色，判断酶活力之百分数。

表 7 - 4　酶活力百分数

标准色板颜色	蓝	灰蓝	棕褐	棕	红棕
胆碱酯酶活力（%）	0	20	50	80	100

注：测得酶活力在 60% 以下时，即为中毒。

试纸片的制备　称取溴麝香草酚蓝 0.14g，溴化乙酰胆碱 0.23g，加无水乙醇 20mL 溶解，再加 0.4mol/L NaOH 溶液约 0.57mL，调节 pH 值到 8.0 左右，将滤纸切成 1cm × 30cm 大小条状，进入溶液内待全部浸湿后取出，悬挂晾干剪成 1cm^2 大小，置棕色瓶内以避光，并防潮，忌酸碱保存。

实验三　传出神经系统药物对心血管活动的影响

【实验目的】

学习动物动脉血压的测量方法，观察拟肾上腺素药、抗肾上腺素药及拟胆碱药、抗胆碱药对心脏和血管的影响，观察药物的药理作用和药物之间的拮抗作用。

【实验原理】

动脉血压是心脏和血管功能的综合指标。动脉血压可提供很多心脏和血管功能变化的信息。拟肾上腺素药、抗肾上腺素药及 M - 受体阻断药通过作用于心脏和血管上的相关受体可改变心脏和血管的活动，表现为血压和心率的变化。

【实验动物】

家兔。

【器材与药品】

BL420S 型生物机能实验系统、压力换能器；兔手术台、手术器械、脱脂纱布、棉球、动脉插管、动脉夹、气管插管、万能支架、注射器（20mL、5mL）、丝线；3% 戊巴比妥钠、肝素（8u/mL）、肾上腺素（0.02%）、去甲肾上腺素（0.02%）、异丙肾上腺素（0.02%）、普萘洛尔（0.1%）、酚妥拉明（0.04%）、乙酰胆碱（0.01%）、阿托品（0.02%）、生理盐水。

【实验方法】

1. 开启生物机能实验系统，连接压力换能器，仪器调试（操作见仪器说明书）。

2. 麻醉：家兔称重后，用3%戊巴比妥钠1mL/kg静脉麻醉，家兔麻醉后以背位固定于兔手术台上，暴露颈部，剪去颈前区被毛。

3. 颈部手术

①气管插管：纵向切开皮肤7~8cm，充分暴露气管，在甲状软骨约3~4软骨环上作横切口再向头端作纵切口，使切口呈倒"T"字形，用干棉球止血，插入气管插管，用线结扎固定。

②分离颈总动脉：沿颈正中切口旁，钝性分离皮下组织。在气管一侧寻找颈总动脉并分离穿线备用（图7-1）。

③颈总动脉插管：将压力换能器充满肝素溶液，排空气体，选择生物机能实验系统的一个通道，用动脉夹夹住颈总动脉向心端，用线结扎离心端，用眼科剪朝向心端剪一斜切口，在压力换能器的侧管注入抗凝剂溶液，排尽空气，关闭三通，将直管的塑料管插进颈总动脉结扎固定，注意不要滑脱，打开动脉夹和通向压力换能器的三通管。根据波形大小调整增益和显速。

4. 分别按照表7-5中的相应试药及其剂量耳缘静脉注射给药，每次给药是在前一次给药作用消失（血压、心率恢复正常平稳）后进行。观察并记录给药前和给药后血压、心率的变化。

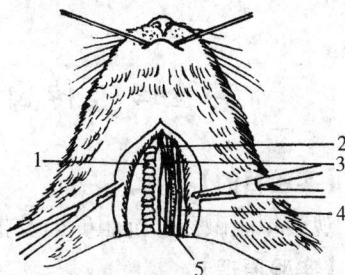

1. 气管；2. 交感神经；3. 颈动脉；
4. 迷走神经；5. 减压神经

图7-1 家兔颈部解剖

【实验结果】

表7-5 传出神经系统药物对心血管活动的影响

药物的种类和给药顺序	血压	心率
给药前		
肾上腺素（0.02%）0.5mL/kg		
去甲肾上腺素（0.02%）0.5mL/kg		
异丙肾上腺素（0.02%）0.5mL/kg		
普萘洛尔（0.1%）0.5mL/kg后肾上腺素（0.02%）0.5mL/kg		
普萘洛尔（0.1%）0.5mL/kg后去甲肾上腺素（0.02%）0.5mL/kg		
普萘洛尔（0.1%）0.5mL/kg后异丙肾上腺素（0.02%）0.5mL/kg		
酚妥拉明（0.04%）0.5mL/kg后肾上腺素（0.02%）0.5mL/kg		
酚妥拉明（0.04%）0.5mL/kg后去甲肾上腺素（0.02%）0.5mL/kg		
酚妥拉明（0.04%）0.5mL/kg后异丙肾上腺素（0.02%）0.5mL/kg		
乙酰胆碱（0.01%）0.5mL/kg		
阿托品（0.02%）0.5mL/kg后刺激迷走神经		

【注意事项】

1. 麻醉时注射不宜过快，密切注意动物呼吸。

2. 手术中注意止血。

3. 耳缘静脉注射应从远心端开始。

4. 每项实验观察都要在血压相对稳定后，再进行下一项实验。

5. 实验中动物注意保暖。

6. 如使用耳缘静脉留置针进行静脉注射，每次静脉注射药物后，立即再注射0.5mL 生理盐水，防止残留在导管中的药物影响下一次实验结果。

【思考题】

1. 传出神经系统药物对心脏、血管的作用机制主要是什么？

2. 给予受体阻断药后再给激动药血压的变化与单给受体激动剂有什么不同？为什么？

实验四　传出神经系统药物对瞳孔的作用

【实验目的】

观察拟胆碱药、抗胆碱药及拟肾上腺素药对家兔瞳孔的影响。

【实验原理】

瞳孔括约肌存在胆碱能神经 M 受体，拟胆碱药和抗胆碱药通过 M 受体影响瞳孔的收缩与舒张；瞳孔扩大肌存在肾上腺素能神经 α 受体，拟肾上腺素药通过兴奋 α 受体而扩瞳。

【实验动物】

家兔 2 只。

【器材和药品】

1% 硝酸毛果芸香碱溶液、0.5% 水杨酸毒扁豆碱溶液、1% 硫酸阿托品溶液、1% 盐酸去氧肾上腺素溶液；兔固定器、测瞳尺、眼科滴管、手电筒、剪刀。

【实验方法】

1. 取无眼疾家兔 2 只，剪掉眼睫毛，编号标记。于自然光光照下，用测瞳尺测量两眼瞳孔的直径（mm），再用手电筒光试验对光反射，若照射兔眼时瞳孔随光照而缩小，即为对光反射阳性，否则为阴性。

2. 将 1 号家兔置于兔固定器内，用拇指和食指将兔下眼睑拉成杯状，中指压住鼻泪管，用眼科滴管向左眼结膜囊内滴入 1% 硫酸阿托品溶液 3 滴，向右侧滴入 1% 硝酸毛果芸香碱溶液 3 滴。每次滴药后让药液停留 1 分钟再放下眼睑。同法，2 号家兔左眼结膜囊内滴入 1% 盐酸去氧肾上腺素溶液 3 滴，右侧滴入 0.5% 水杨酸毒扁豆碱溶液 3 滴。

3. 滴药 15 分钟后，在同样的光照下，再测家兔瞳孔和对光反射。若滴毛果芸香碱及毒扁豆碱的眼的瞳孔已经缩小，则在这两眼的结膜囊内再滴入 1% 硫酸阿托品溶液 2 滴，15 分钟后检查瞳孔大小和对光反射有何变化。

4. 观察并记录滴眼液对家兔瞳孔大小和对光反射的影响。

【实验结果】

表 7 – 6　传出神经系统药物对家兔瞳孔的影响

动物编号	眼睛	药物	瞳孔大小		瞳孔对光反射	
			用药前	用药后	用药前	用药后
1	左	1%硫酸阿托品				
1	右	1%硝酸毛果芸香碱，再滴1%硫酸阿托品				
2	左	1%盐酸去氧肾上腺素				
2	右	0.5%水杨酸毒扁豆碱，再滴1%硫酸阿托品				

【注意事项】

1. 滴药时，应把下眼睑拉成杯状滴入，同时压迫内眦部，以免药液经鼻泪管流入鼻腔，经鼻黏膜吸收，影响实验结果甚至中毒。

2. 测瞳时光照强度及角度须前后一致，兔头朝一个方向固定，避免由于光强度的变化影响测瞳效果。

3. 观察对光反射须用闪射灯光。

【思考题】

传出神经系统各种药物对瞳孔影响的机制。

实验五　传出神经药物对离体肠管平滑肌的作用

【实验目的】

学习动物离体肠管的制作方法，观察拟胆碱药、抗胆碱药及拟肾上腺素药对家兔离体肠管的作用。

【实验原理】

肠壁平滑肌细胞膜上有 M、β_2 受体等，给拟胆碱药、抗胆碱药及拟肾上腺素药可作用相应受体，对离体肠管产生不同的效应。

【实验动物】

家兔。

【器材和药品】

BL420S 型生物机能实验系统、离体平滑肌恒温浴槽、张力换能器、圆头镊、烧杯、1mL 注射器、缝合针、缝合线；台氏液、0.01%乙酰胆碱、0.01%肾上腺素、0.01%阿托品。

【实验方法】

1. 开启生物机能实验系统，连接张力换能器，调试仪器（操作见仪器说明书）。

2. 取家兔一只，击头（或静脉注射空气）处死后立即剖腹，暴露胃肠，剪取空肠和回肠上半段，浸入冷台氏液中，分离肠系膜，并将肠内容物及血液冲洗干净，剪成

2~3cm 长的小段，置于盛有冷台氏液的小烧杯中，备用。

3. 取一小段肠管，两端穿线分别结扎，一端连接固定在通气钩上，另一端留长线。立即移置于盛有 36℃~38℃ 台氏液的浴槽中，通空气（1~2 秒出现 1 个气泡）。将长线系于张力换能器上，设置好仪器参数，根据波形大小调整增益和显速。

4. 按表 7-7 中顺序和方法将相应药液加入浴槽，每次给药待作用明显后，即放出浴槽中的台氏液，并用 36℃~38℃ 的新鲜台氏液反复冲洗 3 次，再加入 36℃~38℃ 新鲜的台氏液。每次给药需在肠肌活动基本稳定后进行。

5. 观察并记录每次给药前、后离体肠壁平滑肌的收缩曲线的变化。

【实验结果】

表7-7　传出神经系统药物对离体肠壁平滑肌活动的影响

药物的种类和加药顺序	收缩曲线	
	给药前	给药后
0.01%乙酰胆碱 1~2 滴		
0.01%肾上腺素 1~2 滴		
0.01%乙酰胆碱 1~2 滴，作用明显后，不冲洗，再给 0.01%阿托品 1~2 滴		
0.01%阿托品 1~2 滴，作用明显后，不冲洗，再给 0.01%乙酰胆碱 1~2 滴		

【注意事项】

1. 制作、处理肠管小段时操作须轻柔。
2. 制作好的肠管小段如果不即时应用，应将其置台氏液中，于冰箱冷藏保存。
3. 肠管小段端缝线时，只需穿过一侧肠壁，勿将肠腔封闭。

【思考题】

1. 分析肠管在给药前、后运动曲线的节律、波形和幅度变化有何意义？
2. 阐述受体拮抗药和受体激动药对肠道平滑肌的作用机制。

实验六　镇静催眠药物的抗惊厥作用

【实验目的】

1. 观察大剂量中枢兴奋药尼可刹米（可拉明）引起动物的惊厥。
2. 观察巴比妥类、苯二氮䓬类镇静催眠药物的对抗惊厥作用。

【实验原理】

惊厥是由多种原因引起的中枢神经系统极度兴奋，表现为全身骨骼肌不随意的强烈收缩。治疗剂量的尼可刹米可直接兴奋延脑呼吸中枢，而大剂量的尼可刹米可兴奋整个中枢系统引起惊厥，故本实验以大剂量的尼可刹米为致惊剂，皮下注射给药复制小白鼠惊厥模型。巴比妥类、苯二氮䓬类药物主要通过增强中枢 GABA 生理效应，产生中枢抑制作用而抗惊厥。

【实验动物】

小白鼠。

【器材与药品】

250mL 烧杯 3 个、小鼠箱、1mL 注射器、注射针头；5% 尼可刹米溶液、0.5% 苯巴比妥钠溶液、0.5% 地西泮（安定）溶液、生理盐水。

【实验方法】

1. 取小白鼠 9 只，随机分为 3 组，每组 3 只，分别称重并编号。

2. 第一组小白鼠按 0.1mL/10g 腹腔注射 0.5% 苯巴比妥钠溶液；第二组小白鼠按 0.1mL/10g 腹腔注射 0.5% 地西泮溶液；第三组小白鼠按 0.1mL/10g 腹腔注射生理盐水。

3. 各组动物腹腔注射给药 5 分钟后，均按 0.1mL/10g 皮下注射 5% 尼可刹米，然后将小白鼠分别置于 250mL 烧杯中，观察小鼠的变化情况。

4. 以小白鼠剧烈跳跃、后肢强直、翻倒抽搐为不同程度惊厥指标，观察并记录各组小白鼠出现的惊厥症状的程度、数量以及惊厥出现的时间。

【实验结果】

表 7 - 8　镇静催眠药的抗惊厥作用

组别	剂量（mg/kg）	出现惊厥动物数	惊厥症状	惊厥出现时间
生理盐水				
地西泮				
苯巴比妥钠				

【注意事项】

注射尼可刹米时，应动作迅速，尽量在同一时间内完成注射，以便更精确的观察和对比惊厥程度及其出现的时间。

【思考题】

苯巴比妥钠、地西泮的药理作用有何不同？

实验七　氯丙嗪影响体温及镇静作用

【实验目的】

观察氯丙嗪的影响体温和镇静作用及其特点。

【实验原理】

恒温动物的下丘脑体温调节中枢通过对产热和散热两个过程的调节，使体温维持在相对恒定的状态。氯丙嗪能抑制下丘脑体温调节中枢，使其不能对体温进行调节，使体温随环境温度的变化而改变。另外，氯丙嗪尚具有明显的镇静作用。

【实验动物】

家兔。

【器材与药品】

婴儿称、2mL 及 1mL 注射器、肛表、液体石蜡油、棉球、卫生纸；0.5% 氯丙嗪、生理盐水。

【实验方法】

1. 取家兔 3 只，称重，编号并标记，由肛门测量给药前体温，观察其活动情况并记录。第 1 只静脉注射生理盐水 1mL/kg 体重后，用冰袋降温；第 2 只静脉注射 0.5% 氯丙嗪 1mL/kg 体重后，用冰袋降温；第 3 只静脉注射 0.5% 氯丙嗪 1mL/kg 体重后，不用冰袋降温。

2. 分别测量并比较给药后 30 分钟及 60 分钟时 3 只家兔的体温，观察其活动情况。

【实验结果】

表 7 – 9　氯丙嗪对家兔体温和活动的影响

药物	剂量（mg/kg）	环境温度	给药前体温（℃）	给药后体温（℃）		活动情况
				30min	60min	
生理盐水		不用冰袋				
氯丙嗪		用冰袋				
氯丙嗪		不用冰袋				

附：阿司匹林的解热作用

【实验目的】

学习实验性发热动物模型的复制方法；观察阿司匹林的解热作用及其特点。

【实验原理】

因为病原体及其毒素等外热原刺激中性粒细胞使之产生并释放内热原，内热原进入中枢神经系统后，使中枢合成并释放前列腺素（PG）增多，PG 再作用于体温调节中枢将调定点提高至 37℃ 以上，这时产热增加，散热减少，因此体温升高。本实验以伤寒、副伤寒二联菌苗作为外热原复制实验性发热动物模型，观察药物的解热作用及特点。

解热镇痛药通过抑制 PG 合成酶（环氧化酶），使中枢 PG 合成减少，而呈现解热效应。因此，这类药物只能使发热者体温下降，而对正常体温无影响。

【实验动物】

家兔。

【器材与药品】

肛表，注射器，灌胃针；液体石蜡，伤寒、副伤寒二联菌苗，1.5% 阿司匹林混悬液，生理盐水。

【实验方法】

1. 取家兔 3 只，编号并标记，称重。

2. 分别由肛门测量并记录其正常体温。

3. 1 号兔静脉注射生理盐水 1mL/kg。

4. 2 号、3 号兔静脉注射伤寒、副伤寒二联菌苗 1mL/kg。

5. 0.5 ~ 1 小时后测 3 只兔的体温，待 1 号和 2 号兔体温升高 1℃ 后，1 号兔和 2 号兔分别灌胃给予 1.5% 阿司匹林混悬液 10 mL/kg，3 号兔灌胃给予生理盐水 10 mL/kg。

　　6. 给药后 30、60、90、120 分钟时分别测量并记录体温。

【实验结果】

表 7-10　阿司匹林的解热作用

编号	致热剂	药物	剂量（mg/kg）	给药前温度（℃）	给药后温度（℃）			
					30min	60min	90min	120min
1 号								
2 号								
3 号								

【思考题】

氯丙嗪和解热镇痛药解热作用的特点及机制是什么？

实验八　镇痛药物实验

【实验目的】

学习扭体法和热板法的实验方法；观察镇痛药物的镇痛作用。

【实验原理】

扭体法和热板法是筛选镇痛药物的经典方法。小白鼠腹腔受化学药物（乙酸）刺激产生疼痛，表现为扭体反应，以此作为疼痛指标，观察药物的镇痛作用；小白鼠的足部受热板刺激产生疼痛，表现为舔后足反应，以此作为疼痛指标，观察药物的镇痛作用。

常用的镇痛药物包括镇痛药和解热镇痛药。镇痛药的镇痛作用机理主要是激动中枢阿片受体，阻止痛觉冲动向脑内传递；解热镇痛药的镇痛作用机理主要是抑制局部 PG 合成，减轻某些疼痛的产生。两类药物作用机制不同，镇痛强度和作用特点也明显不同。

一、扭体法

【实验动物】

小白鼠，雌雄均可。

【器材与药品】

小鼠箱、1mL 注射器；1.5% 氨基比林溶液、0.5% 哌替啶溶液、0.6% 乙酸溶液、生理盐水。

【实验方法】

　　1. 取小白鼠 12 只，随机分为 3 组，每组 4 只，各鼠称重和标号。

　　2. 第一组腹腔注射生理盐水 0.1mL/10g；第二组腹腔注射 0.5% 哌替啶 0.1mL/10g；第三组腹腔注射 1.5% 氨基比林溶液 0.1mL/10g。

　　3. 各组给药 20 分钟后，各鼠均腹腔注射 0.6% 乙酸溶液 0.2 毫升/只，然后观察并记录腹腔注射乙酸溶液后 15 分钟内各小鼠产生扭体反应的次数（扭体反应的表现：腹部收缩，躯体扭曲，后肢伸展及蠕行）。

4. 计算各组扭体反应次数的平均值和镇痛百分率。

$$镇痛百分率 = \frac{对照组平均扭体次数 - 给药组平均扭体次数}{对照组平均扭体次数} \times 100\%$$

【实验结果】

表 7 – 11　哌替啶与氨基比林的镇痛作用（扭体法）

组别	动物数（只）	剂量（mg/kg）	首次扭体出现时间（min）	平均扭体次数（次/15 分钟）	镇痛百分率（%）
生理盐水					
哌替啶					
氨基比林					

【注意事项】

1. 0.6% 乙酸溶液需现用现配，装于密闭容器中。

2. 本实验也可以用 0.01% 酒石酸锑钾溶液，0.2 毫升/只腹腔注射致小白鼠扭体反应。

二、热板法

【实验动物】

小白鼠，雌性。

【器材与药品】

GL – 8402 型热板仪、注射器；1.5% 氨基比林溶液、0.5% 哌替啶溶液、生理盐水。

【实验方法】

1. 调节 GL – 8402 型热板仪于 55℃ ±0.5℃。

2. 动物的预选：取雌性小白鼠，各鼠称重和标号，每次取一只放置于热板上，观察其反应。自小白鼠放置于热板上至出现舔后足为止，此段时间作为该鼠的正常痛阈值（即基础痛阈值）。凡在 30 秒内不舔后足或跳跃者则弃之不用。记录预选合格小白鼠的正常痛阈值。

3. 取预选合格小白鼠 12 只，随机分为 3 组，每组 4 只。

4. 第一组腹腔注射生理盐水 0.1mL/10g；第二组腹腔注射 0.5% 哌替啶 0.1mL/10g；第三组腹腔注射 1.5% 氨基比林溶液 0.1mL/10g。

5. 分别于各组小白鼠给药后的第 15、30、60 和 90 分钟逐一测定其痛阈值，如 60 秒内仍无舔后足反应的则以 60 秒计。计算各组小白鼠痛阈值的平均值和痛阈提高百分率。

$$痛阈提高百分率 = \frac{给药后痛阈值均值 - 正常痛阈均值}{正常痛阈均值} \times 100\%$$

6. 以痛阈提高百分率为纵坐标，时间为横坐标，画出时 – 效曲线，以比较各药的镇痛程度、作用开始时间及维持时间。

【实验结果】

表 7 – 12　哌替啶与氨基比林的镇痛作用（热板法）

组别	动物数（只）	剂量（mg/kg）	正常痛阈平均值（s）	给药后痛阈平均值（s）				痛阈提高率（%）
				15min	30min	60min	90min	
生理盐水								
哌替啶								
氨基比林								

【注意事项】

1. 本实验需选用雌性小鼠。雄性小鼠遇热时睾丸易下垂，阴囊触及热板而致反应过敏，影响结果。

2. 本实验受室温影响较大，以 15℃ ~20℃ 为宜。

3. 热板温度应准确保持在 55℃ ±0.5℃。温度过低，小白鼠反应迟钝；温度过高，反应敏感，易产生跳跃反应。

4. 本实验还可以实验小白鼠在 60 秒内舔后足次数作为指标，观察镇痛药物的镇痛作用。

【思考题】

1. 结合给药剂量和实验结果，分析两类药物镇痛作用强度。

2. 两类药物镇痛作用机制有何不同？

实验九　利尿药利尿作用实验

【实验目的】

学习利尿实验方法，观察药物对尿排泄量的影响。

【实验原理】

尿液的生成是通过肾小球的滤过，肾小管和集合管的重吸收及分泌而实现的。利尿药通过作用于肾单位的不同部位，增加水和电解质的排出而产生利尿作用，常用利尿药按它们的效能与作用部位不同分为高效利尿药、中效利尿药和低效利尿药。

【实验动物】

家兔，以雄性为好，体重 3 ~4kg。

【器材和药品】

婴儿秤、兔手术台、手术器械、兔开口器、导尿管、注射器（1mL、20mL、50mL）、烧杯、量筒、计时钟；3% 戊巴比妥钠、0.1% 呋塞米溶液、0.1% 氢氯噻嗪溶液、液体石蜡。

一、麻醉兔输尿管集尿实验法

【实验方法】

1. 插管　取家兔 3 只，称重。分别灌胃给予 38℃ 左右的水 40mL/kg 作为水负荷，

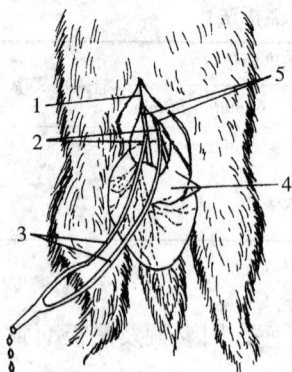

1. 腹部切口；2. 导尿管插入处；
3. 导尿管；4. 膀胱；5. 输尿管
图 7-2　兔输尿管导尿法

30分钟后，以3%戊巴比妥钠1mL/kg耳缘静脉注射麻醉，将麻醉家兔仰卧位固定在兔手术台上，于下腹部正中切口直至耻骨联合处打开腹腔，在膀胱后方找出左右两根输尿管。用蚊式止血钳仔细分离出2cm左右，分别穿两根线备用。结扎输尿管近膀胱端，轻提起此线，用眼科剪将输尿管向肾脏方向剪一V形小口（注意切口不能太大），用灌满生理盐水的导尿管向肾脏方向插入1~2cm，用另一根线将输尿管中的导尿管连同输尿管扎紧，将上下两线头拴在一起可避免导管滑出，用胶布将导尿管与兔体、兔台固定。另一侧操作相同（见图7-2）。将两侧的导尿管接入烧杯。

2. 收集尿液　弃去最初5分钟内流出的尿液，待滴速稳定后，收集20分钟内流出的尿液，用量筒计量尿量并记录，作为给药前尿量。随后第1只家兔耳缘静脉注射生理盐水3mL/kg，第2只耳缘静脉注射0.1%呋塞米溶液3mL/kg（3mg/kg），第3只耳缘静脉注射0.1%氢氯噻嗪溶液3mL/kg（3mg/kg）。分别收集3只家兔给药后20分钟和40分钟的尿液，用量筒计量尿量并记录，计算利尿百分率。

$$利尿百分率（\%）=\frac{药后尿量-药前尿量}{药前尿量}×100\%$$

【实验结果】

表 7-13　氢氯噻嗪和呋塞米对家兔尿量的影响

编号	药物	体重（kg）	剂量（mg/kg）	尿量（mL）及利尿百分率（%）		
				药前	药后20min	药后40min
1	生理盐水					
2	0.1%氢氯噻嗪					
3	0.1%呋塞米					

【注意事项】

1. 实验前给家兔灌水40~50mL/kg，以增加基础尿量。

2. 手术轻柔，不要过度牵拉输尿管，输尿管切口不要太大，结扎要牢固。

3. 插管时，注意不要插入夹层而导致实验误差。插管不要扭曲，以免影响尿液流出。

二、麻醉兔膀胱集尿实验法

【实验方法】

1. 插管　取家兔3只，称重，分别灌胃给予38℃左右的水40mL/kg作为水负荷，30分钟后，以3%戊巴比妥钠1mL/kg耳缘静脉注射麻醉。将麻醉动物仰卧位固定在兔手术台上，将导尿管的尖端两侧各剪一个小孔，并用液体石蜡润滑后自尿道插入，当导尿管通过膀胱括约肌进入膀胱后，即有尿液滴出，然后再插入 2cm（共插入 8 ~ 12cm），用胶布将导尿管与兔体、兔台固定。

2. 收集尿液　轻按兔下腹部将膀胱内尿液挤出。弃去最初 5 分钟内流出的尿液，待滴速稳定后，收集 20 分钟内流出的尿液，用量筒计量尿量并记录，作为给药前尿量。随后第 1 只家兔耳缘静脉注射生理盐水 3mL/kg，第 2 只耳缘静脉注射 0.1% 呋塞米溶液 3mL/kg（3mg/kg），第 3 只耳缘静脉注射 0.1% 氢氯噻嗪溶液 3mL/kg（3mg/kg）。分别收集 3 只家兔给药后 20 分钟和 40 分钟的尿液，用量筒计量尿量并记录，计算利尿百分率。

$$利尿百分率 = \frac{药后尿量 - 药前尿量}{药前尿量} \times 100\%$$

【实验结果】

表 7 - 14　氢氯噻嗪和呋塞米对家兔尿量的影响

编号	药物	体重（kg）	剂量（mg/kg）	尿量（mL）及利尿百分率（%）		
				药前	药后 20min	药后 40min
1	生理盐水					
2	0.1% 氢氯噻嗪					
3	0.1% 呋塞米					

【注意事项】
1. 导尿管插入深度应适当，过深会导致管道扭曲，导尿不畅。
2. 实验家兔也可以不麻醉进行实验，但要固定好，以利给药和导尿。

【思考题】
根据实验结果并结合氢氯噻嗪和呋塞米利尿机制，讨论其利尿作用强度。

实验十　硝酸甘油对垂体后叶素致心肌缺血性心电图的影响

【实验目的】
学习通过心电图判断急性心肌缺血的实验方法；观察硝酸甘油对垂体后叶素致小鼠心肌缺血的影响。

【实验原理】
垂体后叶素可使冠状血管等血管收缩。皮下注射一定剂量的垂体后叶素收缩冠脉致动物产生急性心肌缺血，以心电图 ST 段和 T 波发生的变化为指标，观察心肌缺血的程度。垂体后叶素引起心电图改变可分为二期：第一期表现为 T 波明显高耸、S - T 段抬高。第二期出现在第一期之后，T 波降低、平坦或倒置，S - T 段无明显改变；有时出现心律不齐，心率减慢，P - R 间期或 R - T 间期延长，持续数分钟或更长。能防止或减轻第一期或第二期心电图改变的药物，可认为对该急性心肌缺血有缓解作用。

硝酸甘油能舒张冠脉，增加侧支循环，改善心肌供血；降低心肌负荷，减少心肌耗氧量。对急性心肌缺血有明显缓解作用。

【实验动物】

小白鼠。

【器材和药品】

BL420S 型生物机能实验系统、具有针形电极的心电导联线、天平、注射器；25%乌来糖溶液、生理盐水、1mg/mL 硝酸甘油溶液、0.25u/mL 垂体后叶素溶液。

【实验方法】

1. 开启生物机能实验系统，连接心电导联线，调试仪器（操作见仪器说明书）。

2. 取小白鼠9只，分为3组（正常组、模型组和给药组），每组3只，称重，编号标记。

3. 用25%乌来糖溶液按0.1mL/10g腹腔注射给药，麻醉小鼠，麻醉后仰位固定。

4. 将针形电极插入四肢皮下，观察Ⅱ导心电图，做必要的灵敏度和走速调节。记录各组小鼠Ⅱ导心电图20分钟。

5. 正常组按0.1mL/10g皮下注射生理盐水后立即按0.1mL/10g腹腔注射生理盐水；模型组以0.25u/mL垂体后叶素溶液按0.1mL/10g皮下注射给药后立即按0.1mL/10g腹腔注射生理盐水；给药组以0.25u/mL垂体后叶素溶液按0.1mL/10g皮下注射给药后立即按0.1mL/10g腹腔注射1mg/mL硝酸甘油溶液。记录各组小鼠Ⅱ导心电图20分钟。

6. 观察比较各组小鼠给药前后的心电图。

【实验结果】

表 7 - 15   硝酸甘油对垂体后叶素引起小鼠心电图改变的影响

组别	动物数（只）	垂体后叶素（u/kg）	硝酸甘油（mg/kg）	心电图	
				给药前	给药后
正常组					
模型组					
给药组					

【注意事项】

1. 麻醉不宜太浅，以免动物挣扎，干扰。

2. 将针形电极插入四肢皮下时，应注意不能进入肌肉，以免肌电干扰。

【思考题】

结合各组小鼠给药前后的心电图变化，讨论硝酸甘油抗心肌缺血的作用机制。

实验十一   硝苯地平对小鼠耳郭微血管的影响

【实验目的】

学习小鼠耳郭微血管测量的实验方法，观察硝苯地平对小鼠耳郭微血管的影响。

【实验原理】

选择小鼠耳郭部位，借助微循环显微镜可观察微循环状态，包括血管口径、毛细血管开放量等指标。

硝苯地平是钙拮抗药，对血管平滑肌的亲和力很强，较小剂量即能阻滞 Ca^{2+} 进入平滑肌细胞，使血管扩张。对动脉作用较强，对静脉影响较小。

【实验动物】

小白鼠。

【器材与药品】

BL - 2000A 微循环观测实验系统、天平、注射器、医用胶布；25% 乌来糖溶液、生理盐水、5μg/mL 硝苯地平溶液。

【实验方法】

1. 开启微循环观测实验系统，调试仪器（操作见仪器说明书）。

2. 取小白鼠6只，分为2组（对照组和给药组），每组3只，称重，编号标记。

3. 用25% 乌来糖溶液按 0.1mL/10g 腹腔注射给药，麻醉小鼠。

4. 用医用胶布将已麻醉的小鼠耳郭上的毛黏除，将小鼠仰位固定，在耳郭表面滴加少量液体石蜡后将鼠耳展开铺在观测台上，调节观测仪的光源亮度和显微镜头，通过显示屏测量小鼠耳郭微动脉、微静脉血管口径和毛细血管开放量，记录结果。

5. 对照组按 0.1mL/10g 腹腔注射生理盐水；给药组以 5μg/mL 硝苯地平溶液按 0.1mL/10g 腹腔注射。

6. 分别在给药后20分钟和40分钟测量小鼠耳郭微动脉、微静脉血管口径和毛细血管开放量，记录结果。

【实验结果】

表7 - 16　硝苯地平对小鼠耳郭微血管的影响

组别	动物数（只）	剂量（μg/kg）	细动脉口径（μL）			细静脉口径（μL）			毛细血管开放量（个/毫米）		
			药前	药后20min	药后40min	药前	药后20min	药后40min	药前	药后20min	药后40min
对照组											
给药组											

【注意事项】

1. 麻醉的深浅对耳郭微循环的影响较大，往往因麻醉的深浅产生明显偏差。因此，一般应按小鼠体重严格计算麻醉剂量。

2. 实验应注意保持小鼠体温37℃±1℃。麻醉小鼠体温明显下降（下降3℃~4℃），有时会造成耳郭微循环障碍，产生误差。可利用电热垫或循环恒温水浴，保持小鼠体温恒定。

3. 因鼠毛会影响观察效果，透射光观察时应去掉耳郭上的毛，可利用胶布贴拔。

4. 毛细血管开放数量采用毛细血管与1mm横线相交的交叉点来表示。

【思考题】

结合本实验结果，讨论钙拮抗药硝苯地平扩张血管的作用机制。

实验十二   阿司匹林对大鼠血小板聚集的影响

【实验目的】

学习比浊法测定血小板聚集功能的实验方法，观察阿司匹林对大鼠血小板聚集的影响。

【实验原理】

富血小板血浆（PRP）具有一定混浊度，当加入诱导剂（ADP、胶原、肾上腺素、凝血酶等）后，血小板聚集，浊度下降，透光度增加。血小板聚集程度越高，浊度下降越明显。

阿司匹林在小剂量时，能抑制 COX 活性，减少 TXA_2 的合成，抑制血小板的聚集。

【实验动物】

大白鼠，雄性。

【器材与药品】

LBY－NJ4 型血小板聚集仪、离心机、加样器、手术剪、眼科镊、秒表、天平；3%戊巴比妥钠溶液、二磷酸腺苷（ADP）［是用 ADP 钠盐以 0.1mol/L 磷酸盐缓冲液（pH值 7.2）配成 1mol/L ADP 贮存液，冰箱冷冻保存］、3.8%枸橼酸钠溶液、1mg/mL 阿司匹林溶液、苦味酸。

【实验方法】

1. 开启血小板聚集仪，预热（操作见仪器说明书）。

2. 取体重相近的大白鼠 6 只，随机分为 2 组（对照组和给药组），每组 3 只，称重，编号标记。

3. 对照组按 0.1mL/10g 灌胃生理盐水；给药组以 1mg/mL 阿司匹林溶液按 0.1mL/10g 灌胃给药。

4. 灌胃阿司匹林溶液（或生理盐水）40 分钟后，大白鼠腹腔注射 3%戊巴比妥钠溶液 350mg/kg 麻醉，股动脉取血 1.8mL，加 3.8%枸橼酸钠 0.2mL，混匀后 800 转/分钟离心 10 分钟，准确吸取上层富血小板血浆（PRP）0.45mL；余血以 3000 转/分钟离心 10 分钟，小心吸取上层贫血小板血浆（PPP）0.45mL。

5. 在血小板聚集仪的测试样品方杯中加入一小磁棒和 300μL PRP，在另一方杯中加入 300μL PRP，两个方杯置预温区预热 5 分钟；将仪器调至 Test 状态，在测试通道中插入 PPP 方杯，按"确认"键或该通道键，仪器自动检测零点，从窗口读取 PPP 数值；取出 PPP 方杯，插入 PRP 方杯，从窗口读取 PRP 数值；待窗口显示 ADP 后，用加样器吸取 5μL PRP 加入杯底，按"确认"键或通道键仪器进入测试血小板聚集状态，窗口显示计时时或血小板最大聚集率。记录 5 分钟最大聚集率。

【实验结果】

表 7 – 17　阿司匹林对大白鼠血小板聚集的影响

组别	动物数（只）	剂量（mg/kg）	最大聚集率（5min）
对照组			
给药组			

【注意事项】

1. 开机后待仪器温度升至 37℃ 后再进行测试。

2. 用 3.8% 的枸橼酸钠做抗凝剂，取血量和抗凝剂的比例为 9：1，取血后要充分轻轻颠倒混匀 5 ~ 6 次。

3. 富血小板血浆（PRP）中的血小板数量是影响血小板聚集的重要因素，PRP 中血小板数量大于 $200 \times 10^9/L$ 时对测定结果有影响。因此每个标本在测定时，均应对 PRP 中血小板数量进行调整。计数 PRP 中血小板数量后，若血小板数量大于 $200 \times 10^9/L$，则用 PPP 将其稀释为 $200 \times 10^9/L$；若血小板数量小于 $200 \times 10^9/L$，则不需调整。

4. ADP 用生理盐水配成 $3000\mu mol/L$ 的浓度，小量分装在 $-20℃$ 以下，低温冻存，临用时复溶，并用生理盐水稀释至 $300\mu mol/L$ 的浓度备用。

【思考题】

结合本实验结果，讨论阿司匹林抗血栓的作用特点和机制。

实验十三　肝素对家兔血浆复钙时间的影响及鱼精蛋白的拮抗作用

【实验目的】

学习血浆复钙时间测定方法，观察肝素对家兔血浆复钙时间的影响及鱼精蛋白对肝素的拮抗作用。

【实验原理】

枸橼酸钠可降低血中钙离子含量而抗凝，在含有脱钙抗凝剂枸橼酸钠的血液中，加入钙离子，使其重新恢复凝血作用。如果血浆中含有的凝血因子量不足，此时如加钙，血浆凝固所需的时间（复钙时间）就会缩短。

肝素可与抗凝血酶Ⅲ（ATⅢ）可逆性结合，使 ATⅢ 发生构型改变，其活性中心充分暴露，从而 ATⅢ 灭活凝血因子的能力增强。鱼精蛋白可中和肝素，使肝素的药理效价降低。

【实验动物】

家兔，雄性，体重 1.5 ~ 2.5kg。

【器材与药品】

试管、离心机、恒温水浴箱、秒表、注射器、婴儿称；3.8% 枸橼酸钠溶液、0.025mol/L $CaCl_2$ 溶液、生理盐水、25u/mL 肝素溶液、0.075% 鱼精蛋白溶液、苦味酸。

【实验方法】

1. 取禁食 12 小时体重相近的家兔 3 只，称重编号，苦味酸标记。

2. 正常家兔抗凝血浆的制备：3 只家兔分别于耳中央动脉取血 4.5mL，加入放有枸橼酸钠溶液 0.5mL 的离心管内，混匀后 1000 转/分钟离心 10 分钟，得到给药前血浆，备用。

3. 1 号家兔耳缘静脉注射生理盐水 2mL/kg；2、3 号家兔耳缘静脉注射 25u/mL 肝素溶液 2mL/kg。5 分钟后 1、2 号家兔耳缘静脉注射生理盐水 1.5mL/kg；3 号家兔耳缘静脉注射 0.075% 鱼精蛋白溶液 1.5mL/kg。

4. 静脉注射给药（或生理盐水）15 分钟后，进行抗凝血浆的制备，方法同"2"项下操作，得到给药后血浆，备用。

5. 血浆复钙时间的测定：取试管 12 只，每两管（复管）分别加入给药前后抗凝血浆和生理盐水各 0.1mL，放入 37℃ 水浴中温浴 1 分钟，然后各管分别加入 0.025mol/L $CaCl_2$ 溶液 0.1mL，混匀后再放入 37℃ 水浴中，同时开始计时。1 分钟后每隔 10 秒缓慢倾斜试管 1 次，记录自加 $CaCl_2$ 至凝固（纤维蛋白形成），即液面不动所需时间。记录结果。

【实验结果】

表 7-18　肝素对家兔血浆复钙时间影响及鱼精蛋白对其作用的影响

动物编号	肝素剂量（u/kg）	鱼精蛋白剂量（mg/kg）	血浆复钙时间均值	
			给药前（s）	给药后（s）
1 号（生理盐水）				
2 号（肝素）				
3 号（肝素+鱼精蛋白）				

【注意事项】

1. 所用试管管径应均匀，清洁干燥。
2. 水浴温度应严格控制在 37℃。

【思考题】

结合本实验结果，讨论肝素的抗凝作用机制和鱼精蛋白对其拮抗作用。

实验十四　可待因对小鼠氨水引咳的影响

【实验目的】

学习浓氨水对小鼠引咳的实验方法，观察可待因的止咳作用。

【实验原理】

小鼠吸入刺激性化学药物（如：浓氨水）的气雾后，刺激呼吸道感受器，反射性引起咳嗽。

可待因抑制延髓咳嗽中枢，使咳嗽反射减弱或消失，而表现出强大的止咳作用。

【实验动物】

小白鼠。

【器材与药品】

注射器、小鼠灌胃器、980 - A 型超声雾化器、玻璃钟罩、500mL 烧杯、秒表、天平；0.3% 磷酸可待因、浓氨水、苦味酸。

【实验方法】

1. 将超声雾化器送雾管接入玻璃钟罩内，并将 1mL 浓氨水加入雾化杯中，调节雾化器的雾化强度。

2. 取小白鼠 4 只，分为 2 组（对照组和给药组），每组 2 只，称重，编号标记。

3. 对照组按 0.2mL/10g 灌胃生理盐水；给药组按 0.2mL/10g 灌胃 0.3% 磷酸可待因溶液。

4. 给药后 30 分钟将小鼠置于玻璃钟罩内，开启雾化器，喷雾 15 秒，终止喷雾，立即取出小鼠置于烧杯中。

5. 观察小鼠咳嗽潜伏期（从开始喷雾到第一次出现咳嗽的时间）和 3 分钟内的咳嗽次数。

【实验结果】

表 7 - 19　磷酸可待因对浓氨水致小鼠咳嗽的影响

组别	动物数（只）	剂量（mg/kg）	咳嗽潜伏期（s）	咳嗽次数（次/3分钟）
对照组				
给药组				

【注意事项】

1. 应在预实验时确定雾化器的雾化强度，使之强度适当。过强小鼠易死亡，过弱不致咳。

2. 观察小鼠的咳嗽动作应统一标准，以小鼠腹肌收缩，同时张大嘴，有时有咳嗽声，计作 1 次咳嗽。

3. 雾化杯中的浓氨水，每喷雾刺激完一次应洗杯更换。

【思考题】

可待因属于哪类止咳药？止咳机制是什么？应用时有哪些注意事项？

实验十五　糖皮质激素对致炎剂致小鼠耳郭肿胀的影响

【实验目的】

学习小鼠耳郭肿胀度测定的抗炎实验方法，观察糖皮质激素对致炎剂致小鼠耳郭肿胀的影响。

【实验原理】

外用致炎剂（如：二甲苯、巴豆油）可致小鼠耳郭皮肤产生急性炎症而肿胀，通过测定耳郭的肿胀度，观察抗炎药物对抗急性炎症的作用。

糖皮质激素具有强大的抗炎作用，能抑制多种原因造成的炎症反应，如：感染性、物理性、化学性、免疫性及无菌性（如：缺血性组织损伤）炎症，在炎症初期，糖皮质激素可增加血管的紧张性、减轻充血、降低毛细血管的通透性，同时抑制白细胞浸润及吞噬反应，减少各种炎症因子的释放，因此减轻炎性局部的渗出、水肿，缓解红、肿、热、痛等症状。

【实验动物】

小白鼠。

【器材和药品】

天平、分析天平、直径 7mm 打孔器、1mL 注射器、0.25mL 注射器；0.5% 氢化可的松、生理盐水、二甲苯。

【实验方法】

1. 取小白鼠 4 只，分为 2 组，每组 2 只，称重，编号并标记。

2. 第 1 组小白鼠腹腔注射生理盐水 0.1mL/10g；第 2 组小白鼠腹腔注射 0.5% 氢化可的松溶液 0.1mL/10g。

3. 给药 30 分钟后用二甲苯 0.03mL/只均匀涂于各小白鼠右耳（内外两面）致肿，左耳不作任何处理。

4. 致肿后 40 分钟将小鼠脱颈椎处死，剪下双耳，用打孔器在每鼠右耳和左耳同一部位打下相同大小的耳片，于分析天平上称重。

5. 计算各组平均耳肿胀度，并计算耳肿胀抑制率。

耳肿胀度 = 右耳片重量 − 左耳片重量

$$耳肿胀抑制率（\%）= \frac{生理盐水组平均肿胀度 − 药物组平均肿胀度}{生理盐水组平均肿胀度} \times 100\%$$

【实验结果】

表 7-20　糖皮质激素对二甲苯致小鼠耳郭肿胀的影响

组别	动物数（只）	剂量（mg/kg）	左耳片重均值（mg）	右耳片重均值（mg）	平均肿胀度（mg）	肿胀抑制率（%）
生理盐水						
氢化可的松						

【注意事项】

1. 每组小鼠给药、致肿、处死的时间间隔应保持一致。

2. 打耳器应锋利，打耳片时应尽量使左右耳的位置相同。

3. 不可用镊子挤压耳片，以免将耳片中炎性渗出液挤压出来而影响实验结果。

4. 切下的耳片应及时称重，以免耳片被风干后影响结果。

【思考题】

糖皮质激素类药物对早期炎症有何影响？

实验十六　糖皮质激素对小鼠毛细血管通透性的影响

【实验目的】

学习测量毛细血管通透性的实验方法，观察糖皮质激素对小鼠毛细血管通透性的影响。

【实验原理】

以致炎剂（如：组织胺、醋酸）诱导局部急性炎症反应，导致局部毛细血管通透性的升高，通过测定渗出液中染料的渗透量，可反映毛细血管通透性的变化。

糖皮质激素具有强大的抗炎作用，能抑制多种原因造成的炎症反应。糖皮质激素可增加血管的紧张性、减轻充血、降低毛细血管的通透性，同时抑制白细胞浸润及吞噬反应，减少各种炎症因子的释放，因此减轻炎性局部的渗出量。

【实验动物】

小白鼠。

【器材和药品】

721 型分光光度计、离心机、注射器、打孔器、离心管、解剖剪、平镊、眼科镊、天平；0.5% 氢化可的松、生理盐水、1% 伊文思蓝生理盐水溶液、0.6% 醋酸、0.2% 组织胺、生理盐水 – 丙酮（3/7，V/V）。

一、测量腹腔毛细血管通透性实验法

【实验方法】

1. 取小白鼠 6 只，分为 2 组，每组 3 只，称重，编号并标记。

2. 第 1 组小白鼠腹腔注射生理盐水 0.1mL/10g；第 2 组小白鼠腹腔注射 0.5% 氢化可的松溶液 0.1mL/10g。

3. 给药 30 分钟后，各组小鼠尾静脉注射 1% 伊文思蓝生理盐水溶液 0.1mL/10g 体重，同时腹腔注射 0.6% 醋酸 0.2mL/只。20 分钟后处死小鼠，腹腔注射 6mL 生理盐水，轻柔腹部，抽取腹腔洗涤液 4mL，洗涤液 1000 转/分钟离心 10 分钟。

4. 离心液用分光光度计于 590nm 处测定吸光度（OD）值。以 OD 值表示腹腔毛细血管通透性。

【实验结果】

表 7–21　氢化可的松对小鼠腹腔毛细血管通透性的影响

组别	动物数（只）	给药剂量（mg/kg）	吸光度值（OD 值）
对照组			
给药组			

二、测量皮肤毛细血管通透性实验法

【实验方法】

1. 取小白鼠 6 只，实验前在小鼠背部脊柱两侧或腹壁脱毛（脱毛方法见第四章第五节），分为 2 组，每组 3 只，称重，编号并标记。

2. 第 1 组小白鼠腹腔注射生理盐水 0.1mL/10g；第 2 组小白鼠腹腔注射 0.5% 氢化可的松溶液 0.1mL/10g。

3. 给药 30 分钟后，各组小鼠尾静脉注射 1% 伊文思蓝生理盐水溶液 0.1mL/10g 体重，同时在脱毛部位中心皮内注射致炎剂 0.2% 组胺 0.1mL/只。致炎 20 分钟后将小鼠处死，剥离脱毛部位皮肤，用 8mm 直径打孔器铳下染蓝皮片，用共计 4mL 的生理盐水 – 丙酮分两次浸泡，每次 2 小时，合并浸液，加生理盐水 – 丙酮定容至 5mL，65℃放置 24～36 小时，直至所浸皮片上蓝色完全消失。1500 转/分钟离心 10 分钟。

4. 取离心液，用分光光度计于 590nm 处测定吸光值（OD）值。以 OD 值表示皮肤毛细血管通透性。

【实验结果】

表 7 – 22　氢化可的松对小鼠皮肤毛细血管通透性的影响

组别	动物数（只）	剂量（mg/kg）	OD 值	抑制率（%）
氢化可的松				
对照组				

【注意事项】

1. 小鼠尾静脉注射技术要熟练，以准确注入伊文思蓝。

2. 各组小鼠处死时间应一致。

【思考题】

糖皮质激素类药物抗急性炎症和抗过敏的机制是什么？

实验十七　链霉素的急性中毒及其解救

【实验目的】

观察链霉素的毒性反应及氯化钙的对抗作用。

【实验原理】

链霉素对神经肌肉传导有阻滞作用，严重者可发生肌肉麻痹，甚至呼吸暂停，机制是其与突触前膜上的钙结合部位结合，故用钙剂可对抗这一作用。

【实验动物】

家兔，雌雄均可，体重 2～3kg。

【器材与药品】

婴儿秤、5mL 注射器；25% 的硫酸链霉素溶液、5% 氯化钙溶液（或葡萄糖酸钙溶液）。

【实验方法】

1. 取家兔 1 只，称重，观察其呼吸、体姿、步态、四肢肌张力等一般状况并记录。

2. 肌肉注射 25% 硫酸链霉素溶液 2.4mL/kg（剂量 600mg/kg），给药后 10 分钟开始观察家兔的呼吸、体姿、步态、四肢肌张力等改变并记录。

3. 待家兔上述症状明显后（给药后 1 小时左右），耳缘静脉注射 5% 氯化钙溶液 1.6mL/kg（剂量 80mg/kg），观察家兔的上述症状有何改变并记录。

【实验结果】

表 7 – 23　链霉素毒性反应及氯化钙的对抗作用

观察时间	呼吸（次/分钟）	体姿	步态	四肢肌张力
给药前				
给链霉素后				
给氯化钙后				

【注意事项】

1. 肌肉注射硫酸链霉素后毒性反应发生较慢，一般在给药后 30～60 分钟出现反应，并逐渐加重。

2. 氯化钙溶液静脉注射对抗效果最好，但应较缓慢地注射，避免导致家兔高钙惊厥。

【思考题】

1. 结合实验结果讨论链霉素毒性反应及氯化钙解救的机制。

2. 可否用新斯的明等胆碱酯酶抑制剂解救链霉素的中毒？为什么？

实验十八　中枢神经系统药物对小鼠的影响（药物辨别）

【实验目的】

学习通过药效实验并结合药物的作用特点，初步辨别作用于某系统的未知药物的方法。

【实验原理】

氯丙嗪对中枢神经系统有镇静作用，同时可增强其他中枢抑制药的作用；巴比妥类药物对中枢神经系统具有抑制作用，根据剂量大小能产生镇静、催眠、抗惊厥和麻醉作用；尼可刹米为中枢兴奋药，可引起中枢兴奋，大剂量中毒时可引起惊厥。

【实验动物】

小白鼠，体重 18～22g，雌雄均可。

【器材与药品】

1 mL 注射器 3 支、玻璃缸 3 个；A 药、B 药和 C 药（提示：已知 A、B、C 三种未知药是氯丙嗪、戊巴比妥钠和尼克刹米，但不知 A、B、C 分别是何药）、苦味酸、生理盐水。

【实验方法】

1. 取 12 只小鼠分别称重、编号，随机分成 4 组，每组 3 只。观察其活动状况、翻正反射是否存在和是否有惊厥等并记录。

2. 给药

①第 1 组小鼠以 0.1 mL/10g 腹腔注射 A 药，剂量为 7mg/kg。

②第 2 组小鼠以 0.1 mL/10g 腹腔注射 B 药，剂量为 7mg/kg。

③第 3 组小鼠以 0.1 mL/10g 腹腔注射 C 药，剂量为 7mg/kg。

④第 4 组小鼠以 0.1 mL/10g 腹腔注射生理盐水。

3. 给药后连续观察 50 分钟下列指标，并记录：

①一般活动。

②是否出现镇静（活动减少，静卧）。

③是否出现翻正反射消失。

④是否出现惊厥症状（竖尾、跳跃、尖叫、咬齿等）。

【实验结果】

表 7-24　未知药物对小鼠神经活动的影响

组别	编号	活动		静卧		翻正反射		惊厥	
		药前	药后	药前	药后	药前	药后	药前	药后
A 药组	1								
	2								
	3								
B 药组	1								
	2								
	3								
C 药组	1								
	2								
	3								
生理盐水组	1								
	2								
	3								

【思考题】

根据氯丙嗪、戊巴比妥钠和尼克刹米的作用特点，结合实验结果辨别 A、B、C 可能是什么药物，说明理由。

第八章　中药药理学实验

实验十九　制附子及生附子的毒性差异

【实验目的】

观察附子炮制前后毒性变化。

【实验原理】

附子的有毒成分主要是乌头碱，其性质不稳定，经长时间用水浸泡和加热后都可使乌头碱水解成毒性较小的苯甲酰乌头胺和乌头胺。生附子中乌头碱含量高，经炮制后乌头碱含量减少，毒性也降低。

【实验动物】

小白鼠。

【器材与药品】

小鼠箱、药物天平、注射器（1mL）、小鼠灌胃针头。100％生附子冷水浸出液、100％制附子冷水浸出液、苦味酸。

【实验方法】

1. 取小白鼠9只，随机分为3组，每组3只，分别为对照组、制附子组和生附子组，称重并标记。

2. 对照组以生理盐水按0.2mL/10g灌胃；制附子组以100％制附子冷水浸出液按0.2mL/10g灌胃给药，生附子组以100％生附子冷水浸出液按0.2mL/10g灌胃给药。

3. 灌胃30分钟后，与生理盐水组比较，观察制附子和生附子两组小鼠的中毒症状（腹部收缩、身体摇摆、步态不稳和兴奋等）和死亡数，记录结果。

【实验结果】

表8－1　生附子和制附子对小鼠的毒性

组别	动物数（只）	中毒动物数（只）	死亡动物数（只）
生理盐水			
生附子			
制附子			

【思考题】

1. 中药经炮制后对临床用药有何意义？

2. 为预防附子中毒，应如何降低其毒性？

3. 可否用生川乌和制川乌的冷水浸出液重复本实验？

实验二十　麻黄汤对大鼠足跖汗液分泌的影响

【实验目的】

学习汗液分泌的定性测定（着色法）的实验方法，观察麻黄汤对大鼠足跖汗液分泌的影响。

【实验原理】

大鼠足掌肉垫部有汗腺分布，其分泌程度可利用碘与淀粉遇汗液产生紫色反应的机制，观测汗液分泌的变化。

麻黄汤为辛温解表的方剂，具有较强的促进汗腺分泌作用。

【实验动物】

大白鼠。

【器材与药品】

大鼠固定器、医用胶布、大鼠灌胃器、注射器、放大镜、秒表、记号笔、棉签；100%麻黄汤水煎液、生理盐水、无水乙醇、和田－高垣试剂。

【实验方法】

1. 取大白鼠6只，先用无水乙醇将足掌轻轻搽洗干净，随机分为2组，每组3只，分别为对照组和给药组，称重并标记。

2. 对照组以生理盐水按1mL/100g灌胃，给药组以100%麻黄汤水煎液按1mL/100g灌胃给药。

3. 给药后分别将各组大鼠置入固定器内，仰位固定，暴露双下肢，为避免下肢缩回固定器内，用胶布条将双下肢固定在固定器表面（胶布捆绑时不能太紧，以免影响血液循环而影响实验结果）。

4. 灌胃后1小时，用干棉签轻轻将原有汗液和固定时挣扎所出汗液擦干。然后在各鼠足掌部皮肤涂上和田－高垣A液，待充分干燥后，再薄薄涂上和田－高垣B液。涂毕立即用放大镜仔细观察，记录深紫色着色点（汗点）的出现时间和15分钟内出现的汗点数量。

【实验结果】

表8－2　麻黄汤对大鼠足跖部汗液分泌的影响

组别	动物数（只）	剂量（g/kg）	汗点出现时间（min）	汗点数（个/15分钟）
生理盐水				
麻黄汤				

【注意事项】

1. 麻黄汤水煎液制备方法：按原方比例，以水蒸气蒸馏法制备，收集芳香水及水煎液，其中芳香水占药液总量的五分之一。

2. 本实验最好在室温 26℃ ±10℃、湿度 40% ~70% 条件下的实验室进行。

3. 固定动物时，操作要轻柔，尽量避免其过度挣扎。

4. 大鼠足跖部汗腺主要分布在足掌肉垫上。若汗点太多难以计数，可采用以下标准判分：汗点太多不易计数，5 分；汗点 200 个以上，4 分；汗点 101 ~200 个，3 分；汗点 50 ~100 个，2 分；汗点 50 个以下，1 分；未见汗点，0 分。

5. 本实验的实验动物也可用小鼠，以降低成本，但观察较困难。

附　和田 - 高垣液的配制方法

（1）A 液：取碘 2g 溶于 100mL 无水乙醇中即成。

（2）B 液：取可溶性淀粉 50g，蓖麻油 100mL 两者均匀混合即成。

【思考题】

麻黄汤的发汗机制是什么？其发汗作用受哪些因素影响？

实验二十一　生大黄、制大黄对小鼠小肠运动的影响

【实验目的】

学习用炭末法测定小肠推进速度的实验方法，观察生大黄、制大黄对小肠推进作用（肠蠕动）的影响。

【实验原理】

炭末在消化道不被吸收，无生理活性，故利用黑色炭末作为指示剂，观察炭末在肠道的推进距离。

口服生大黄可刺激肠蠕动加速，有泻下作用；大黄炮制或久煎之后致泻成分分解，刺激肠蠕动作用减弱。

【实验动物】

小白鼠。

【器材与药品】

手术剪、眼科镊、直尺、注射器、小鼠灌胃器、托盘；生理盐水炭末混悬液（含活性炭末 0.1g/mL）、1g/mL 生大黄冷水浸出液炭末混悬液（含活性炭末 0.1g/mL）、1g/mL 制大黄冷水浸出液炭末混悬液（含炭末 0.1g/mL）、苦味酸。

【实验方法】

1. 取体重相近的小白鼠 9 只，禁食不禁水 20 ~24 小时，随机分为 3 组，每组 3 只，分别为对照组、生大黄组和制大黄组，称重并标记。

2. 对照组以生理盐水炭末混悬液按 0.2mL/10 g 灌胃；制大黄组以 1g/mL 制大黄冷水浸出液炭末混悬液按 0.2mL/10 g 灌胃；生大黄组以 1g/mL 生大黄冷水浸出液炭末混

悬液按 0.2mL/10 g 灌胃。

3. 各组小白鼠灌胃 30 分钟后脱颈椎处死动物，打开腹腔，分离肠系膜，剪取上端至幽门，下端至回盲部的肠管，置于托盘上。将小肠拉成直线，测量肠管长度作为"小肠总长度"；从幽门至炭末前沿的距离作为"炭末推进距离"。记录并计算炭末推进百分率。

$$炭末推进率（\%）= \frac{炭末推进距离（cm）}{小肠总长度（cm）} \times 100\%$$

【实验结果】

表 8-3　生大黄、制大黄对小鼠小肠运动的影响

组别	动物数（只）	剂量（g/kg）	小肠总长度均值（cm）	炭末推进距离均值（cm）	炭末推进率（%）
生理盐水					
制大黄浸出液					
生大黄浸出液					

【注意事项】

1. 各组小鼠灌胃至处死动物的间隔时间必须准确。

2. 剪取肠管动作要轻，避免挤压和过度牵拉。

3. 取出的肠管用水浸湿，以免肠管与托盘面粘连。

【思考题】

大黄致泻的主要成分及作用机制是什么？

实验二十二　茵陈蒿汤对大鼠胆汁分泌的影响

【实验目的】

学习麻醉大鼠胆瘘制作方法和利胆实验方法，观察茵陈蒿汤对大鼠胆汁流量影响。

【实验原理】

大鼠无胆囊，其肝脏分泌胆汁经胆总管直接进入十二指肠，因此采用胆管插管法制作胆瘘，从胆总管收集胆汁流量直接反映肝脏分泌胆汁能力，不受胆囊储存胆汁的干扰，可以直观、动态地观察药物对肝脏分泌胆汁的影响。

茵陈蒿汤具有清热、利湿、退黄等功效，这些功效均与促进胆汁分泌排泄作用有关，其是治疗湿热黄疸证的经典方。

【实验动物】

大白鼠，雄性。

【器材与药品】

手术剪、眼科剪、眼科镊、胆汁引流管（直径 1mm 塑料管）、大鼠手术固定板、注射器、针头、带刻度的小试管、胶布、药棉；3% 戊巴比妥钠、生理盐水、2g/mL 茵陈蒿汤（茵陈 18g、栀子 12g、大黄 6g）水煎液。

【实验方法】

1. 取大白鼠 6 只，禁食不禁水 12 小时，随机分为 2 组，每组 3 只，分别为对照组和给药组，称重并标记。

2. 对照组大白鼠以生理盐水按 1mL/100g 灌胃；给药组以 2g/mL 茵陈蒿汤水煎液按 1mL/100 g 灌胃。45 分钟后同法再次灌胃生理盐水和茵陈蒿汤水煎液。

3. 第二次灌胃 30 分钟后，以 3% 戊巴比妥钠（30 mg/kg）0.1 mL/100g 腹腔注射麻醉，仰位固定于大鼠手术固定板上，腹部剪毛后沿腹白线（腹正中），用粗剪刀（或手术刀切口）剖开腹腔 2～3cm，可见胃幽门部，沿十二指肠降部肠系膜看到白色透明具有韧性的胆总管，在接近十二指肠开口处，向肝脏方向剪 "V" 形口，将胆汁引流管插入胆总管，引出腹壁，结扎固定。片刻后可见淡黄色的胆汁顺管流出，稳定 10 分钟后，用刻度试管收集 1 小时的胆汁（mL），计算胆汁流量增加百分率，记录。

$$胆汁流量增加百分率（\%）= \frac{给药组胆汁流量 - 对照组胆汁流量(mL)}{对照组胆汁流量(mL)} \times 100\%$$

【实验结果】

表 8-4　茵陈蒿汤对大鼠胆汁分泌的影响

组别	动物数（只）	剂量（g/kg）	胆汁流量（mL/h）	胆汁增加率（%）
生理盐水				
茵陈蒿汤				

【注意事项】

1. 麻醉要适度，切勿麻醉过深。

2. 手术要细心，切勿伤及其他组织器官，防止出血过多。

3. 胆总管切口应接近十二指肠壶腹部，插管顶端接近肝脏。

4. 保持引流管通畅，否则影响胆汁流量。

5. 给药途径也可采用对麻醉动物十二指肠注射给药，收集药前、药后各时间段的胆汁流量。

【思考题】

结合本实验结果，讨论茵陈蒿汤的利胆作用及其临床应用。

实验二十三　生三七对小鼠凝血时间的影响

【实验目的】

学习用毛细玻管法和玻片法测定凝血时间的实验方法，观察生三七缩短凝血时间的作用。

【实验原理】

毛细玻管法和玻片法均为测定凝血时间的经典实验方法。毛细玻管法是在小鼠给药后一定时间，取其血液在毛细玻管内，以折断时出现血凝丝所需时间为指标，判断凝血时间的长短；玻片法是在小鼠给药后一定时间，取其血液滴在玻片上，以用针挑血滴时出现血凝丝所需时间为指标。

生三七能促进血小板释放凝血活性物质，增高血液中凝血酶含量，从而缩短小鼠的正常凝血时间，达到止血功效。

【实验动物】

小白鼠。

一、毛细玻管法

【器材与药品】

毛细玻管（内径1mm、长10cm）、1mL注射器、灌胃针头、电子秤、秒表；生理盐水、10%生三七细粉（100目）水混悬液、苦味酸溶液。

【实验方法】

1. 取小白鼠4只，随机分为2组，每组2只，分别为对照组和给药组，称重并标记。

2. 对照组小白鼠以生理盐水按0.2mL/10g灌胃，给药组以10%生三七细粉水混悬液按0.2mL/10g灌胃。30分钟后同法再次灌胃生理盐水和生三七细粉水混悬液。

3. 第二次灌胃后30分钟，各组小白鼠用毛细玻管旋转插入小鼠内眦球后静脉丛，深4~5mm，把毛细玻管保持水平位，稍微退出一点，血液即流入毛细玻管中。自血液流进管内开始计时，当血液柱达5cm后，取出毛细管平放于桌上，每隔30秒，交替折断毛细玻管一端约0.5cm，并缓慢拉开，观察是否有血凝丝出现。若出现血凝丝，则停止计时，所经历时间即为凝血时间。记录各组小白鼠的凝血时间并计算凝血时间缩短百分率。

$$凝血时间缩短百分率（\%）=\frac{对照组凝血时间-给药组凝血时间}{对照组凝血时间}\times100\%$$

【实验结果】

表8-5 生三七对小鼠凝血时间的影响（毛细玻管法）

组别	动物数（只）	剂量（g/kg）	凝血时间均值（s）	凝血时间缩短率（%）
生理盐水				
三七粉混悬液				

【注意事项】

1. 实验时室温最好在15℃左右。

2. 测试用的毛细玻管内径应均匀一致。

3. 毛细玻管采血后不宜长时间拿在手中，以免影响凝血时间。

4. 也可用眼科弯镊摘除小鼠一侧眼球后用毛细玻管取血。

二、玻片法

【器材与药品】

注射器、载玻片、大头针、秒表、眼科弯镊、棉花、鼠笼、天平；生理盐水、10%
生三七细粉水混悬液、苦味酸溶液。

【实验方法】

1. 取小白鼠 6 只，随机分为 2 组，每组 3 只，分别为对照组和给药组，称重并
标记。

2. 对照组小白鼠以生理盐水按 0.2mL/10g 灌胃，给药组以 10% 生三七细粉水混悬
液按 0.2mL/10g 灌胃。30 分钟后同法再次灌胃生理盐水和生三七细粉水混悬液。

3. 第二次灌胃后 30 分钟，用眼科弯镊将各组小白鼠迅速地摘去一侧眼球，即有血
液流出，于载玻片的两端各滴一滴血，血滴直径约 5mm，立即用秒表开始计时，每隔
30 秒用清洁大头针自血滴边缘向里轻轻拨动一次，并观察有无血丝挑起，若出现血丝
即停止计时。从采血开始至挑起血丝止，所经历的时间即凝血时间。记录各组小白鼠的
凝血时间并计算凝血时间缩短百分率。

$$凝血时间缩短百分率（\%）= \frac{对照组凝血时间 - 给药组凝血时间}{对照组凝血时间} \times 100\%$$

【实验结果】

表 8－6　生三七对小鼠凝血时间的影响（玻片法）

组别	动物数（只）	剂量（g/kg）	凝血时间均值（s）	凝血时间缩短率（%）
生理盐水				
三七粉混悬液				

【注意事项】

1. 凝血时间可受室温等因素影响，室温 15℃ 左右较好。

2. 每次挑血滴时，不应从各个方向多次挑动，以免影响纤维蛋白的形成。

【思考题】

三七对凝血时间有何影响？此作用机制是什么？

实验二十四　酸枣仁对小鼠自主活动的影响

【实验目的】

学习小鼠自主活动计数法，观察酸枣仁的镇静作用。

【实验原理】

利用小鼠自主活动仪，小鼠在活动区活动时，可引起装置内共振回路周波数改变，
通过数字显示自主活动次数。

酸枣仁具有宁心安神功效，用于失眠、头晕、健忘等，有明显的镇静作用。

【实验动物】

小白鼠。

【器材与药品】

ZZ-6型小鼠自主活动仪、注射器、小鼠灌胃器、天平；10%酸枣仁水煎液、苦味酸。

【实验方法】

1. 取小白鼠6只，随机分为2组，每组3只，分别为对照组和给药组，称重并苦味酸标记。

2. 对照组小白鼠以生理盐水按0.2mL/10g灌胃；给药组以10%酸枣仁水煎液按0.2mL/10g灌胃。30分钟后同法再次灌胃生理盐水和10%酸枣仁水煎液。

3. 末次给药后40分钟，将各组小鼠分别放入小鼠自主活动仪中，适应3分钟后，记录15分钟内小鼠活动次数。

【实验结果】

表8-7　10%酸枣仁水煎液对小鼠自主活动的影响

组别	动物数（只）	给药剂量（g/kg）	自主活动次数（次/15分钟）
对照组			
给药组			

【注意事项】

1. 注意保持实验环境的安静。

2. 实验过程中第一只小鼠测试完毕后，应把活动计数盒擦拭干净，尽量去除气味后再放入第二只小鼠。

【思考题】

酸枣仁镇静催眠的活性成分有哪些?

实验二十五　四逆汤对低血容量低血压大鼠血压的影响

【实验目的】

学习急性放血致大鼠低血压状态的实验方法，观察四逆汤的升压作用。

【实验原理】

采用股动脉放血的方法，使大鼠大量失血，发生低血容量而出现低血压状态。

四逆汤为回阳救逆代表方，主治四肢厥冷，脉微欲绝等亡阳厥逆证，能对抗低血压状态。

【实验动物】

大白鼠9只，雄性，体重300~350g。

【器材与药品】

BL420S型生物机能实验系统、压力换能器、塑料三通开关、玻璃气管插管、手术剪、眼科镊、眼科剪、止血钳、聚乙烯管（内径1mm）、注射器、天平；四逆汤水煎液（附子9g、干姜9g、甘草12g，常规水煎2次，合并水煎液，水浴浓缩至1g生药/mL）、50U/mL肝素钠溶液、3%戊巴比妥钠、苦味酸。

【实验方法】

1. 开启生物机能实验系统，连接压力换能器，调试仪器（操作见仪器说明书）。

2. 取禁食12小时体重相近的大鼠9只，随机分为3组，每组3只，分别为正常组、模型组和给药组，称重并标记。

3. 给药组大鼠给予四逆汤水煎液10g/kg体重，给药量为1mL/100g体重，正常组和模型组给予等容量生理盐水。

4. 给药后30分钟，各组大鼠腹腔注射3%戊巴比妥钠30mg/kg麻醉，麻醉后仰位固定，分离气管，做气管插管；分离一侧颈总动脉，插入动脉导管，连接充满肝素钠溶液的压力换能器，生物机能实验系统测定血压；分离一侧股动脉插入一根聚乙烯管，用于放血；打开腹腔，在幽门下找出十二指肠，做十二指肠插管，以备给药。

5. 待血压稳定后，记录正常血压，模型组和给药组大鼠股动脉放血，使动脉血压降低至40mmHg（5.3kPa），稳定5分钟后，经十二指肠给药，观察药后20、40、60分钟各组大鼠血压的变化并记录。

【实验结果】

表8-8　四逆汤对低血压状态大鼠血压的影响

组别	动物数（只）	剂量（mg/kg）	正常血压（mmHg）	经十二指肠给药后血压（mmHg）		
				20min	40min	60min
正常组						
模型组						
给药组						

【注意事项】

1. 实验大鼠体重最好在300g以上，便于动脉插管。

2. 手术过程要细心谨慎，操作熟练。

【思考题】

四逆汤升高血压的机制是什么？

实验二十六　人参对小鼠耐常压缺氧作用

【实验目的】

学习小白鼠耐常压缺氧作用的实验方法，观察人参对小鼠耐缺氧的影响。

【实验原理】

缺氧对机体是一种劣性刺激，影响机体各种代谢，特别是影响机体的氧化供能，最终导致心、脑等重要器官供氧不足而死亡。

人参可提高机体的血氧利用率，降低机体耗氧量，同时可扩张血管（特别是冠脉和软脑膜血管），改善微循环，增加供氧量，改善机体缺氧状态，显示其大补元气、益气生血之功效。

【实验动物】

小白鼠，20～25g，雌雄兼用。

【器材与药品】

150mL 广口瓶、天平、1mL 注射器；200% 人参水煎液、生理盐水、苦味酸、凡士林、钠石灰。

【实验方法】

1. 取小白鼠 10 只，随机分为 2 组，每组 5 只，分别为对照组和给药组，称重并标记。

2. 对照组小白鼠以生理盐水按 0.2 mL/10g 灌胃；给药组以 200% 人参水煎液按 0.2 mL/10g 灌胃。45 分钟后同法再次灌胃生理盐水和人参水煎液。

3. 将广口瓶瓶口涂凡士林，每瓶中放入钠石灰 10g。

4. 末次给药 1 小时后，将小白鼠逐只放入广口瓶内，每瓶 1 只，即刻加盖密封。观察并记录每只小鼠的存活时间（以小鼠呼吸停止作为缺氧死亡时间）。

$$存活时间延长百分率（\%）= \frac{给药组平均存活时间 - 对照组平均存活时间}{对照组平均存活时间} \times 100\%$$

【实验结果】

表 8 - 9　人参对小鼠耐缺氧的影响

组别	动物数（只）	剂量（mg/kg）	存活时间（min）	存活时间延长率（%）
生理盐水				
人参水煎液				

【思考题】

人参对小鼠耐缺氧能力影响的机制是什么？

实验二十七　人参对小鼠游泳时间的影响

【实验目的】

学习抗疲劳作用常用筛选方法（小鼠游泳实验），观察人参对小鼠游泳时间的影响。

【实验原理】

本实验以小鼠负重游泳时间为观察指标，考察药物的抗疲劳作用。

人参能促进机体对糖原和三磷酸腺苷等能源物质合理利用，并使剧烈运动时产生的乳酸转化为丙酮酸进入三羧酸循环，为机体提供更多能量，因而人参可缓解体力劳动时的疲劳。

【实验动物】

小白鼠，体重 22g 左右，雌雄兼用。

【器材与药品】

50cm×30cm×25cm 的玻璃缸、负重物（胶泥或铅块）、温度计、小鼠灌胃器、秒表；2g/mL 人参水煎液、生理盐水。

【实验方法】

1. 取小白鼠 10 只，随机分为 2 组，每组 5 只，分别为对照组和给药组，称重并标记。

2. 对照组小白鼠以生理盐水按 0.2mL/10g 灌胃；给药组以 2g/mL 人参水煎液按 0.2mL/10g 灌胃。45 分钟后同法再次灌胃生理盐水和人参水煎液。

3. 玻璃缸内加水，水深 20cm，水温保持在 20℃±0.5℃。

4. 末次给药 1 小时后，在小鼠尾部同一位置束一 10% 体重的负重物，将小鼠分别放入玻璃缸内游泳，观察并计时，以小鼠头部沉入水中 10 秒不能浮出水面者为体力耗竭，停止计时，记录小鼠游泳时间。

$$游泳时间延长率（\%）=\frac{给药组游泳时间均值-对照组游泳时间均值}{对照组游泳时间均值}\times100\%$$

【实验结果】

表 8-10　人参对小鼠游泳时间的影响

组别	动物数（只）	剂量（mg/kg）	游泳时间（min）	游泳时间延长率（%）
生理盐水				
人参水煎液				

【注意事项】

1. 小鼠应该单只游泳，如果是 2 只以上同时游泳，会影响实验结果。

2. 水温如升高到 28℃~30℃ 和小鼠负重物较轻（<5% 体重）均会使小鼠游泳时间明显延长。

3. 小鼠体重差别最好不超过 1 g。

4. 水中可加少许表面活性剂，以降低水的表面张力。

【思考题】

1. 为什么人参可抗疲劳？

2. 影响小鼠游泳时间的因素有哪些？

第九章 设计性实验

近几年来，我们在实验教学改革的过程中，对医药学各专业，特别是药学专业的本科生，要求学生自行设计中药药理实验，不仅包括验证性实验，甚至还包括创新性（探索性）实验。实践证明，在老师指导下，同学们都能较好地完成资料查阅、立题和实验设计，能顺利地完成实验内容，并写出完整的实验报告。

本实验教学有利于锻炼学生综合应用所学的理论知识。通过查阅资料和讨论，让学生自己提出问题并寻找解决问题的方案；通过具体的实验操作、指标观察、实验数据统计分析得出结果或结论，并撰写出完整的实验报告，使学生熟悉实验的全过程和科研论文的写作方法。本实验教学实践对于激发学生的学习兴趣，培养学生的创新能力和科学研究思维方法均有极大的帮助，为他们尽早接触和进入科研实践打下了一定的基础。

第一节 设计性实验的主要内容

一、立题

立题即确定研究的题目，明确科研的目的。立题是科研的根本，立题是否合理直接影响到科研的意义和成败。科研立题的原则主要有三个方面：首先是要具有创新性或先进性，所谓创新或先进是指理论的创新或先进，不是低水平重复、抄袭和简单模仿；二是要具有科学性，所谓科学性指选题要具有客观真理性或真实性，立题要有科学依据，否则难以得到支持；三是要具有可行性，即立题必须充分考虑自己的主、客观条件，包括自己的理论水平及实验条件，是否切实可行，不可好高骛远、贪大求全，否则将难以完成。

在立题前应充分查阅相关文献资料，以保证立题依据的创新性、科学性和可行性。

对于本科生实验教学课的设计性实验立题，主要还是对所学习的理论知识的实验验证，如对同一种理论知识通过不同的方法、不同的途径加以验证等，由学生自行拟定或由指导老师指定。

对于部分的优秀本科生可以应用药理实验方法去解决指导老师安排的科研课题中的某些问题，属于探索性的课题，应给予充分的肯定和鼓励。

二、实验设计

实验设计即是确定课题的实验方法和步骤，主要是明确要进行的实验所需的材料、具体实验的方法及其观察的指标等，撰写"课题实验设计书"，作为实验实施的基本依据。

"课题实验设计书"一般应包括以下基本内容：

1. 课题名称：通过立题已选定。

2. 立题依据：包括理论依据和实验依据，应适当写出立题背景和意义。

3. 课题目标：即要解决的问题或要达到的目的，要求明确。

4. 实验项目：根据课题目标确定具体的实验项目。实验内容和观察指标不宜过多，拟进行的实验及其观察指标应集中解决与课题目标相关的 1~3 个问题。

5. 实验动物：药理实验的实验对象绝大多数为实验动物或其组织器官、细胞等。应选择何种动物，主要是根据实验内容来决定的。因为实验项目和目的不同，选择的实验动物也不同，选择应能满足实验需达到的预期目的和效果。选择实验动物可参考第一篇"总论"第三章"实验动物基本知识"中的相关内容。

6. 实验器材：包括主要仪器设备、器械等，应全部列出清单，便于实验前预先准备妥当。

7. 实验药品：包括实验中所需要的药品和试剂，应全部列出清单，实验前应预先准备妥当。药品中若有中药材，则应写明中药供试药液的制备和配制方法。

8. 实验方法：具体实验方法的确定，包括实验动物的数量、实验动物的分组（参考第一章的相关内容）、病理模型及其复制方法、给药方案（给药途径、给药量、给药剂量、给药频次和期限）、观察指标及其测定方法等。

9. 实验数据的处理：说明拟采用的实验数据统计学处理的方法。

10. 注意事项：预计在将进行的实验过程中，可能出现的影响实验结果的因素及其解决办法。

11. 主要参考文献：应列出书目（书目或论文题目）、作者、出处（刊物、图书之页码）、出版时间、地点、单位等。

另外，在写"课题实验设计书"时应当注意：

1. 样本量要适当。样本量即是各实验组的动物数量。样本量太少，实验结果的可靠性较差；样本量太大，实验成本高，难以完成，没必要。理论上讲，样本量越大则结论越可靠，应该是在保证实验完成和结论可靠的前提下确定最少的样本量。

2. 设立对照组。这是任何一项科研实验的基本要求。药理实验是严格的受控实验，对照的原则是除了待检测的因素不同之外，各对照组与试药组之间的其他条件应完全一致。

3. 观察指标应标准化。即应尽量有可量化的、明确的判定标准，避免仅有活跃、迟钝、不迟钝之类定性的描述，标准必须是客观的，实验应当是可重复的。

4. 实验方法必须科学可行。操作步骤应力求规范、精确、方便，观察指标应有特异性，能反映所研究对象的本质，客观灵敏，易于观测，记录方便，量化、重复性好，能较真实地反映实验动物的真实情况。

药理实验的方法种类很多，具体的实验方法选择应根据实验目的和技术条件而定。

三、实验的实施和数据的处理

按照指导老师审查过的"课题实验设计书"进行实验准备，在老师指导下进行实验，并对实验数据进行统计学处理，得到实验结果。

实验过程中应注意的事项：

1. 动物分组要随机进行。

2. 各组应以相同的给药量给药和相同的其他实验条件。

3. 不能随意舍去、修改实验数据。

4. 不同批次实验的结果不能比较。

四、撰写实验报告

撰写实验报告的要求可参考第一章第四节的相关内容。但应特别注意：

1. 实验操作的描述应简明扼要。

2. 实验讨论应紧扣本实验内容进行，与本实验无关的内容不在此讨论。

3. 实验结论应根据实验结果得出，若本次实验尚不能得出结论，也可不下结论，有待进一步研究，以免得到错误结论。

4. 结论无论是阳性的，或是阴性的，是如预期的，还是与预期不相符甚至相反的，都必须实事求是地分析，决不允许任意篡改实验数据以使结论符合自己的主观预期。

第二节　设计性实验的要求、考评及参考选题

学生自行选题或老师指定课题，要求同学通过查阅相关资料，写出相关"课题实验设计书"，经指导老师审查、修改后，按"课题实验设计书"准备实验材料和在老师指导下实施实验，并对实验数据进行处理和撰写出实验报告。

设计性实验的教学方法以学生动手操作为主，老师讲解为辅。

设计性实验的考核评价标准以实验方案设计、实验操作技能的熟练程度、实验完成效果及实验报告等情况进行综合评定。

以下是8个供老师和同学选择的设计性实验参考题目：

一、自行设计实验，测定生附子（水提物）口服给药的急性毒性。

二、自行设计实验，验证秦艽的抗急性炎症作用。

三、自行设计实验，验证延胡索的镇痛作用。

四、自行设计实验，验证附子在失血性休克抢救中的作用。

五、自行设计实验，验证枳实对胃肠道平滑肌的作用与胃肠道平滑肌所处的环境有关。

六、自行设计实验，验证枳实注射液以静脉注射给药和胃肠道给药对血压的影响。

七、自行设计实验，验证丹参抗急性心肌缺血的作用。

八、自行设计实验，验证天麻的镇静作用。

附录　关于善待实验动物的指导性意见

第一章　总　　章

第一条　为了提高实验动物管理工作质量和水平，维护动物福利，促进人与自然和谐发展，适应科学研究、经济建设和对外开放的需要，根据《实验动物管理条例》，提出本意见。

第二条　本意见所称善待实验动物，是指在饲养管理和使用实验动物过程中，要采取有效措施，使实验动物免遭不必要的伤害、饥饿、不适、惊恐、折磨和疼痛，保证动物能够实现自然行为，受到良好的管理与照料，为其提供清洁、舒适的生活环境，提供充足的、保证健康的食物、饮水，避免或减轻疼痛和痛苦等。

第三条　本意见适用于以实验动物为工作对象的各类组织与个人。

第四条　各级实验动物管理部门负责对本意见贯彻落实情况进行管理和监督。

第五条　实验动物生产单位及使用单位应设立实验动物管理委员会（或实验动物道德委员会、实验动物伦理委员会等）。其主要任务是保证本单位实验动物设施、环境符合善待实验动物的要求，实验动物作业人员得到必要的培训和学习，动物实验实施方案设计合理，规章制度齐全并能有效实施，并协调本单位实验动物的应用者之间尽可能合理地使用动物以减少实验动物的使用数量。

第六条　善待实验动物包括倡导"减少、替代、优化"的"3R"原则，科学、合理、人道地使用实验动物。

第二章　饲养管理过程中善待实验动物的指导性意见

第七条　实验动物生产、经营单位应为实验动物提供清洁、舒适、安全的生活环境。饲养室内的环境指标不得低于国家标准。

第八条　实验动物笼具、垫料质量应符合国家标准。笼具应定期清洗、消毒；垫料应灭菌、除尘，定期更换，保持清洁、干爽。

第九条　各类动物所占笼具最小面积应符合国家标准，保证笼具内每只动物都能实现自然行为，包括转身、站立、伸腿、躺卧、舔梳等。笼具内应放置供实验动物活动嬉戏的物品。孕、产期实验动物所占用笼具面积，至少应达到该种动物所占笼具最小面积的110%以上。

第十条　对于非灵长类实验动物及犬、猪等天性喜爱运动的实验动物、种用动物应有运动场所定时遛放。运动场所内应放置适用于该种动物玩耍的物品。

第十一条　饲养人员不得戏玩或虐待实验动物。在抓取动物时，应方法得当，态度温和，动作轻柔，避免引起动物的不安、惊恐、疼痛和损伤。在日常管理中，应定期对动物进行观察，若发现动物行为异常，应及时查找原因，采取有针对性的必要措施予以改善。

第十二条　饲养人员应根据动物食性和营养需要，给予动物足够的饲料和清洁的饮水。其营养成分、微生物控制等指标必须符合国家标准。

应充分满足实验动物妊娠期、哺乳期、术后恢复期对营养的需要。

对实验动物饮食、饮水进行限制时，必须有充分的实验和工作理由，并报实验动物管理委员会（或实验动物道德委员会、实验动物伦理委员会等）批准。

第十三条　实验犬、猪分娩时，宜有兽医或经过培训的饲养人员进行监护，防止发生意外。对出生后不能自理的幼仔，应采取人工喂乳、护理等必要的措施。

第三章　应用过程中善待实验动物的指导性意见

第十四条　实验动物应用过程中，应将动物的恐慌和疼痛减少到最低程度。实验现场避免无关人员进入。

在符合科学原则的条件下，应积极开展实验动物替代方法的研究与应用。

第十五条　在对实验动物进行手术、解剖或器官移植时，必须进行有效麻醉。术后恢复应根据实际情况，进行镇痛和有针对性的护理及饮食调理。

第十六条　保定实验动物时，应遵循"温和保定，善良抚慰，减少痛苦和应激反应"的原则。保定器具应结构合理、规格适宜、坚固耐用、环保卫生、便于操作。在不影响实验的前提下，对动物身体的强制性限制宜减少到最低程度。

第十七条　处死实验动物时，须按照人道主义原则实施安死术。处死现场，不宜有其他动物在场。确认动物死亡后，方可妥善处置尸体。

第十八条　在不影响实验结果判定的情况下，应选择"仁慈终点"，避免延长动物承受痛苦的时间。

第十九条　灵长类实验动物的使用仅限于非灵长类动物不可的实验。除非因伤病不能治愈而备受煎熬者，猿类灵长类动物原则上不予处死，实验结束后单独饲养，直至自然死亡。

第四章　运输过程中善待实验动物的指导性意见

第二十条　实验动物的国内运输应遵循国家有关活体动物运输的相关规定；国际运

输应遵循相关规定，运输包装应符合 IATA 的要求。

第二十一条　实验动物运输应遵循的规则

1. 通过直接的途径，本着安全、舒适、卫生的原则，尽可能快地完成。

2. 运输过程中，应把动物放在合适的笼具里，笼具应能防止动物逃逸或其他动物进入，并能有效防止外部微生物侵袭和污染。

3. 运输过程中，能保证动物自由呼吸，必要时应提供通风设备。

4. 实验动物不应与感染性微生物、害虫及可能伤害动物的物品混装一起运输。

5. 患有伤病或临产的怀孕动物，不宜长途运输，必须运输的，应有监护和照料。

6. 运输时间长的，途中应为实验动物提供必要的饮食和饮用水，避免实验动物过度饥渴。

第二十二条　实验动物的运输应注意的事项

1. 在装、卸过程中，实验动物应最后装上运输工具。到达目的地时应最先离开运输工具。

2. 地面或水陆运输实验动物，应有人负责照料；空运实验动物，发运方应将飞机航班号、到港时间等相关信息及时通知接收方，接收方接收后应尽快运送到最终目的地。

3. 高温、高热、雨雪和寒冷等恶劣天气运输实验动物时，应对实验动物采取有效的防护措施。

4. 地面运输实验动物应使用专用运输工具，专用运输车应配置维持实验动物正常呼吸和生活的装置及防雷设备。

5. 运输人员应经过专门培训，了解和掌握有关实验动物方面的知识。

第五章　善待实验动物的相关措施

第二十三条　生产、经营和使用实验动物的组织和个人必须取得相应的行政许可。

第二十四条　使用实验动物进行研究的科研项目，应制定科学、合理、可行的实验方案。该方案经实验动物委员会（或实验动物道德委员会、实验动物伦理委员会等）批准后方可组织实施。

第二十五条　使用实验动物进行实验应有益于科学技术的创新与发展；有益于教学及人才培养；有益于保护及改善人类及动物的健康福利或有其他科学价值。

第二十六条　各级实验动物管理部门应根据实际情况制定实验动物从业人员培训计划并组织实施，保证相关人员了解善待实验动物的知识和要求，正确掌握相关技术。

第二十七条　有下列行为之一者，视为虐待实验动物。情节较轻者，由所在单位进行批评教育，限期改正；情节较重或屡教不改者，应离开实验动物工作岗位；因管理不妥屡次发生虐待实验动物事件的单位，将吊销单位实验动物生产许可证或实验动物使用许可证。

1. 非实验需要，挑逗、激怒、殴打、电击或用有刺激性食品、化学药品、毒品伤害实验动物的；

2. 非实验需要，故意损害实验动物的；

3. 玩忽职守，致使实验动物设施内环境恶化，给实验动物造成严重伤害、痛苦或死亡的；

4. 进行解剖、手术或器官移植时，不按规定对实验动物采取麻醉或其他镇痛措施的；

5. 处死实验动物不采用安死术的；

6. 在动物运输过程中，违反本意见规定，给实验动物造成严重伤害或大量死亡的；

7. 其他有违善待实验动物基本原则或违反本意见规定的。

第六章　附　　则

第二十八条　相关术语

1. 实验动物：是指经人工饲育，对其携带的微生物进行控制，遗传背景明确或者来源清楚的用于科学研究、教学、生产、检定及其他科学实验的动物。

2. "3R"（减少、替代、优化）原则：

减少（Reduction）：是指如果某一研究方案中必须使用实验动物，同时又没有可行的替代方法，则应把使用动物的数量降低到实现科研目的所需的最小量。

替代（Replacement）：是指使用低等级动物代替高等级动物，或不使用活着的脊椎动物进行实验，而采用其他方法达到与动物实验相同的目的。

优化（Refinement）：是指通过改善动物设施、饲养管理和实验条件，精选实验动物、技术路线和实验手段，优化实验操作技术，尽量减少实验过程对动物机能的损伤，减轻动物遭受的痛苦和应激反应，使动物实验得出科学的结果。

3. 保定：为使动物实验或其他操作顺利进行而采取适当的方法或设备限制动物的行动，实施这种方法的过程叫保定。

4. 安死术：是指用公众认可的、以人道的方法处死动物的技术。其含义是指动物在没有惊恐和痛苦的状态下安静地、无痛苦地死亡。

5. 仁慈终点：是指动物实验过程中，选择动物表现疼痛和压抑的较早阶段为实验的终点。

第二十九条　本意见由科学技术部负责解释。

第三十条　本意见自发布之日起执行。

主要参考书目

1. 陈奇．中药药理实验方法．北京：人民卫生出版社，1994

2. 高治平，胡弼．现代实用医学机能实验技术与方法．长沙：湖南科学技术出版社，2004

3. 李仪奎．中药药理实验方法学．第2版．上海：上海科学技术出版社，2006

4. 陈奇．中药药理实验方法学．第2版．北京：人民卫生出版社，2006

5. 金春华．机能实验学．北京：科学技术出版社，2006

6. 许红．功能实验指导．北京：中医古籍出版社，2006

7. 郭涛，程卯生．药物研究与开发．北京：人民卫生出版社，2007

8. 曾南．药理与中药药理实验．北京：科学技术出版社，2008

9. 刘军须，徐增年．实验动物管理与使用．第1版．石家庄：河北科学技术出版社，2008

10. 王鑫国．中药药理学实验教程．北京：中国中医药出版社，2010